名市大ブックス 6

支えあう 人生のための医療

〜介護・認知症や痛みとともに生きる〜

名古屋市立大学 編

超高齢社会における支えあいとは

名古屋市立大学　大学院医学研究科長　髙橋　智

昨年2020年10月より、名古屋市立大学（名市大）は開学70周年を記念し、『名市大ブックス』を1巻から4巻まで発刊しました。シリーズ第1巻『人生100年時代 健康長寿への14の提言』、第2巻『コロナ時代をどう生きるか』、第3巻『がん治療のフロンティア』、第4巻『家族を守る 医療と健康』です。おかげ様でご好評いただき、この度、第5巻『医療の知識で自分を守る～心臓・膵臓・前立腺ほか～』、第6巻『支えあう人生のための医療～介護・認知症や痛みとともに生きる～』を発刊する運びとなりました。

『平成29年（2017年）版高齢社会白書（内閣府）』によれば、超高齢社会を迎えたわが国における認知症高齢者数は2012年に462万人と推計され、団塊の世代が75歳以上となる2025年には700万人に達するといわれています。65歳以上の5人に1人が認知症患者と見込まれ、今や誰もが発症する可能性のある身近な病気となりました。また、認知症だけでなく、加齢とともに筋肉量が減少（サルコペニア）することで身体機能が低下し（フレイル）、ケガをしやすくなったり、持病が悪化したり、足腰の痛みや、さまざまな原因不明の「痛み」に見舞われることも多くなります。しかし、高齢者を取り巻く環境は変貌し、家族のありようの変化とともにひとり暮らしや老夫婦世帯が増え、老々介護などが社会問題化してきました。これは「できるだけ子供の世話にはなりたくない」という親側の意識が高まり、従来からの「子が親の面倒をみる」という常識が薄れ、高齢者介護の実態が大きく変化してきた社会事情にもよるでしょう。

このような視点から、将来は私たちひとりひとりが、人生の最終段階における医療・介護のあり方を適切に理解していく必要があります。医師などの医療従事者や介護従事者からの情報、あるいは昨今普及しつつあるオンライン画像による解説を通して、ケアを受ける患者本人が意思決定し、医療を進める時代になりました。そのためには、自身が老年にさしかかる前から心がける未病対策がとても重要で、さまざまな病気の予防や進行を遅らせる生活習慣の知識も不可欠です。もちろん同居されている、あるいは離れて暮らしているご家族の健康について、どのようなサポート（地域包括ケアシステム）が有益かなどの情報に留意することも大切でしょう。

昨年は新型コロナウイルス感染症の蔓延《まんえん》で、これまでの市民の方々を対象としたさまざまな催しが一時中断されていました。しかし、最近はオンラインでの解説をはじめ、対面形式の講演など、少しずつ積極的な取り組みが再開されつつあります。最新の情報をホームページなどでご確認いただくとともに、本書『名市大ブックス』を手軽なハンドブックとしてお使いいただき、ぜひご自身の、あるいはご家族の、健康、病気や介護についての理解を積極的に深めていただければ幸いです。私たちの取り組みが皆さまの健康長寿の一助となりますことを、心から願っています。

目次
Contents

長引く痛みへの新対処法！
～痛みのある人生を、自分らしく、しなやかに生きる～

医学研究科精神・認知・行動医学／いたみセンター　臨床心理士　酒井 美枝
医学研究科精神・認知・行動医学　教授　明智 龍男

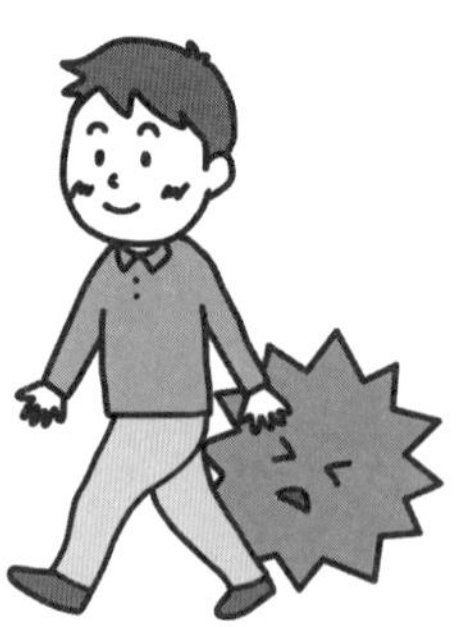

慢性的な痛みは身体の問題だけではなく、生活の心理・社会的な面も関係しているといわれています。ここでは慢性痛が心理面に与える影響と、それに対する心理療法を、簡単にご紹介します。

長引く痛み、「慢性痛」とは

痛みは本来、身体にできた傷や炎症に気づかせてくれるものです。危険を伝える警告信号の役割を持つ、こうした痛みを、「急性痛」と呼びます。

しかし、傷や炎症が治るのに十分と期待される期間を超えて、痛みが続く場合があります。「慢性痛」[※1]と呼ばれるこのような痛み（一般的には3カ月以上続くもの）に、わが国では約2300万人もの方が悩まされています。

慢性痛は、3種に分類されます。

※1　2010年に行われた全国調査では、慢性痛患者が抱える痛みの部位は、「腰（64・1％）」「肩（47・9％）」「ひざ25・6％）」の順に多くなっています（矢吹ら（2012））。

※2　**関節リウマチ**
免疫の異常により、主に手足の関節が腫れたり、痛んだりする病気。朝方の関節周囲のこわばりを特徴とする。

①身体の傷や炎症によって痛みが起きている場合（※2関節リウマチや※3変形性ひざ関節症など）

②手術や外傷、糖尿病、圧迫、ウイルス感染などによって神経が障害された状態（※4帯状疱疹《たいじょうほうしん》後神経痛や※5椎間板《ついかんばん》ヘルニアなど）

③生活習慣や心理的問題によって、痛みを抑える物質の働きが弱まり、痛みをより強く感じている状態（脳の働きによる痛み）

です。多くの場合は、これらが重なりあって生じます。すなわち慢性痛には、ケガや神経の働きといった身体的な問題に加えて、生活や運動習慣、憂うつさや不安感、職場や家庭でのストレスなど、心理・社会的な問題が関係する場合もあるのです。

慢性痛から2次的な問題が生じることがありますが、これらも身体的なものだけにとどまらず、心理・社会的な問題に発展し得ます。たとえば、活動が低下して筋肉が減少する、関節の動きが悪くなるなどのほかに、うつ状態や不眠に陥る、仕事や学業が困難になる、家庭不和、社会的孤立、経済困窮などの問題が起こることがあります。

そこで、慢性痛を抱えた患者さんには、「身体・心理・社会」各方面への※6集学的な治療が求められます。2018年に刊行された『慢性疼痛《とうつう》治療ガイドライン』（真興交易（株）医書出版部）では、そのような治療の柱として、薬、※7ブロック注射、リハビリテーション、心理的アプローチ（心理療法）などが紹介されています。慢性痛に関する全般的な内容は、名市大ブックス第4巻『家族を守る 医療と健康』

※3 変形性ひざ関節症
加齢の影響などで、ひざの軟骨がすり減って炎症が起こり、痛みが生じる病気。

※4 帯状疱疹後神経痛
水ぼうそうウイルスの再活性化によって、神経が傷ついた結果、神経の過剰な興奮が生じるなどして、体の片側にピリピリした痛みや違和感が残る病気。

※5 椎間板ヘルニア
背骨の骨と骨の間にあるクッション材である椎間板の一部が飛び出して神経を圧迫することで、手足の痛みやしびれなどが生じる病気。

※6 集学的アプローチ
複数の診療科の医師（麻酔科医、整形外科医、リハビリ医、精神科医など）、看護師、理学療法士、作業療法士、心理士、薬剤師などがチームとなり、それぞれの専門性を活かしながら対応するもの。

※7 神経ブロック
困っている痛みに関連した神経やその周辺に、局所麻酔薬などを注入し、神経や痛みの情報が脳に伝わるのをブロックするもの。

収録の記事「慢性痛」（徐民恵先生）で紹介していますので、そちらもよろしければご確認ください。

　慢性痛には特に、③の「脳の働きによる痛み」が関係することが多く、このような痛みに対しては、局所に作用する神経ブロックや、通常の痛み（急性痛）に効果があるような痛み止めの薬があまり効きません。

　そこで行われるひとつの方法が、心理療法です。心理療法は、心理や行動の習慣を変えていこうとするもので、結果的に、痛みに関わる脳の働きを変えてくれます。心理療法に前向きに取り組んだ方は、「以前は痛みに押しつぶされそうだった。今も痛みはあるけれど、とりあえず動いてみようと思える」などとよくおっしゃいます。

慢性痛が生活に与える影響

　長引く痛みは、わたしたちの生活にどのような影響を与えるのでしょうか。慢性痛で悩むAさん、Bさんの声を聞いてみましょう。

［痛みの悪化を恐れて、活動を控えてしまうAさん］
　生活に必要な活動以外は、「痛みがひどくなるかも…」と控えてしまいます。以前は楽しみにしていた趣味の集まりにも出かけなくなりました。複数の病院で検査を受け、身体の異常は見当たりませんでしたが、「病気が見落とされている

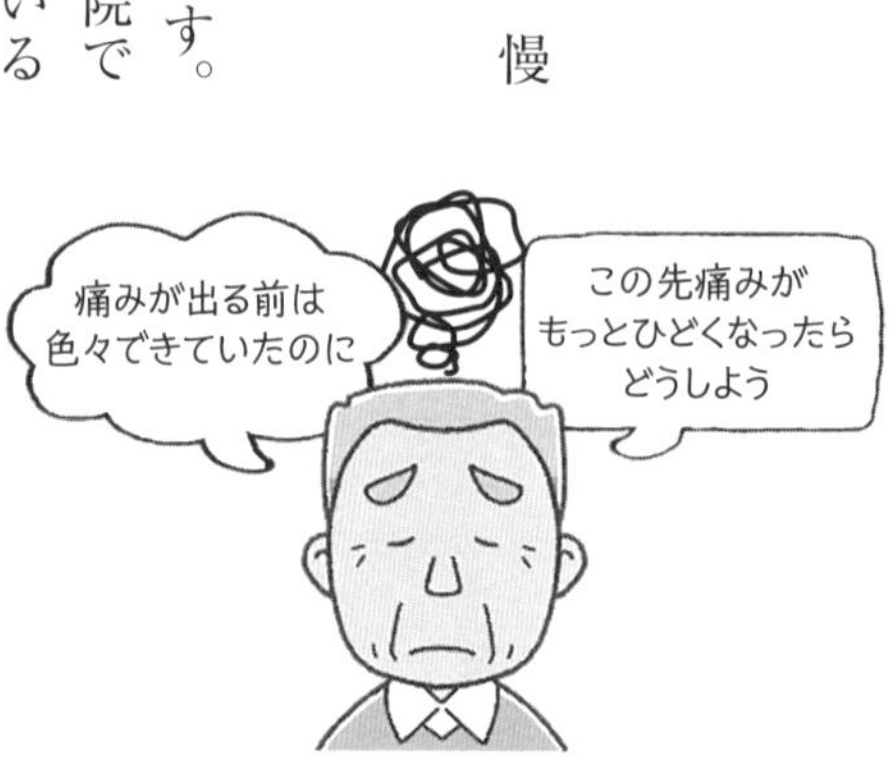
痛みが出る前は
色々できていたのに
この先痛みが
もっとひどくなったら
どうしよう

のでは…」と不安です。自宅にこもっていると、ついインターネットで病気について調べてしまい、痛みのことばかり考えています。

「痛みに生活が振り回されているBさん」
じっとしていると痛みに注意が向くし、「いつまで痛みが続くの…」と考え込んで、気分が沈みます。「痛みに負けるものか！」と無理をすることもあります。少し調子がよいと「今のうちに！」と、次々に用事を片づけようとしますが、その結果、痛みが悪化して動けなくなって…。そのくり返しです。今日の痛みは大丈夫かな…。

このように、慢性痛を抱えるとわたしたちは自然と、以下のような行動を取りやすくなってしまいます。

①痛みの悪化を恐れ、活動を控えてしまう（活動性の低下）
②痛みの波にふり回される（ペーシングの不良）※8
③痛みから気をそらそうと、活動にかり立てられる（過活動）
④痛みのことをくり返し悩む（反すう）
⑤痛みの原因を追い求める（例：インターネットでとことん調べ続けたり、複数の病院や診療科を転々と受診する）

などです。

これらの行動で、その場では痛みや不安が和らぐかもしれません。しかし長い目で見ると、多くの場合では痛みが改善しないばかりか、頭が痛みのことでいっ

※8　ペーシングの不良
活動できるときにがんばり過ぎてしまったため、痛みが強くなり、休まざるを得なくなるといったように、活動量の極端な変動をくり返す状態。

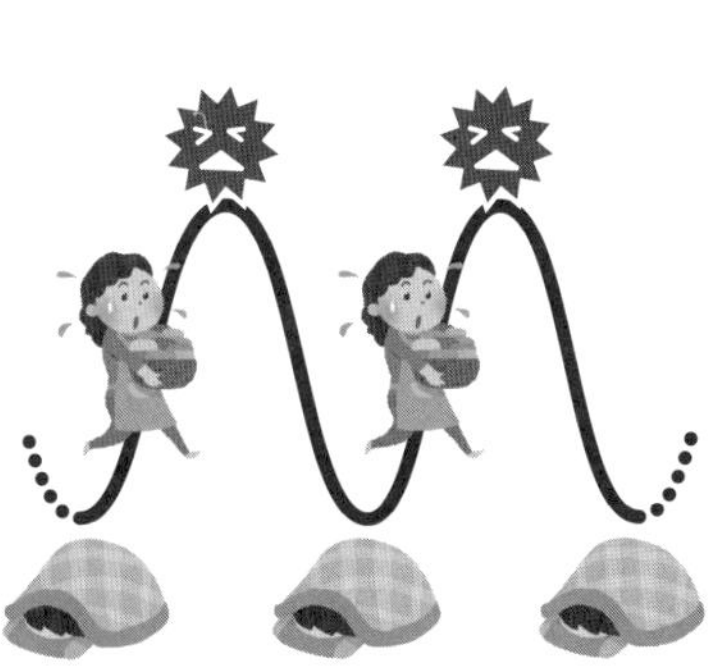

ぱいになってしまうのです。

慢性痛は「常識的な対処法」ではうまくいかない⁉

国際疼痛学会では、「痛み」を次のように定めています。

1つ目に、痛みとは、身体的な原因が不明であったり、断定できない場合にも生じ得るものです。つまり、身体的な原因があってもなくても、その人が痛みを感じているのであれば、それは痛みであるということです。

2つ目に、痛みには「ズキズキ」などの感覚だけでなく、「つらい」「苦しい」など痛みに伴う感情も含みます。つまり痛みとは、「不快な感覚と感情の体験」なのです。そのため、痛みの感覚だけでなく、先に見てきたような痛みにまつわる苦しさ（心理面）にも対処することが重要になります。

急性痛では、原因を探り、治療して、痛みの原因が取り除かれれば、通常は痛みが和らぎます。しかし慢性痛では、原因がわかっていてもそうでなくても、現代の医学では痛みを十分に取り除くことが難しい場合が多く、急性痛に対するような「常識的な対処」ではうまくいかないことが多いのです。

慢性痛への新対処法！

それでは、慢性痛にはどのように対処すればよいのでしょうか？　患者さんには、次のようなお話をしています。

想像してみてください。仮にあなたの「痛み」が身体の外に出てきたとします。せっかく外に出た「痛み」が、またあなたに近づいてきたら、あなたはどうしますか？　遠ざけようと必死に押し返すかもしれないし、全速力で逃げるかもしれません。これは、不快感に対する当然の反応です。

ただし、そうしたところで、しつこい「痛み」はおとなしく退散するでしょうか？　きっと「痛み」のほうも、負けずに押し返してきたり、まとわりついたりしてきますよね。

そんな闘いを続けていると、どうなるでしょうか…。そうですね、ヘトヘトに疲れてしまいます。闘いの間は、ほかのことに目を向ける余裕もないでしょう。結果的に、「痛み」に関わってあげてしまっていることになります…。

では、この悪循環から抜け出すために、まず何ができるのでしょうか。

【まずは、痛みを取り除くことに労力をかけるのをやめてみる!?】

先のAさん、Bさんの2人には、共通点がないでしょうか。それは2人とも「痛みを少しでもよくしようと対処してきた、あるいは、そうせざるを得なかった」ということです。AさんやBさんも必死で「痛み」と闘ってきたのかもしれません。

では、「痛み」と押しあう手をいったん緩めてみると、どうでしょう。「痛み」はまだ、そこにいますね。しかし肩の力は抜け、両手は自由になりました。これはあくまでたとえ話ですが、「痛み」と闘う以外にも、私たちには選択肢があるかもしれないのです。

このように慢性痛には、急性痛とは異なる「新しい関わり方」（対処法）が必要です。こうした対処法のひとつに、「アクセプタンス&コミットメント・セラピー[※9]（ACT：アクト）」と呼ばれる心理的アプローチがあります。ACTは先に紹介した『慢性疼痛治療ガイドライン』でも、強く推奨されています。

先ほどのたとえ話も、ACTでよく用いられるものです。ACTでは、慢性痛への対処法として「痛みを取り除こうとすることに時間や労力をかけることを、いったんやめてみる」ことから始めます。こうした視点が、痛みとの効果的な関わりの第一歩になるのです。

そのうえでACTでは、「痛みのある人生を、自分らしく、しなやかに生きる」ことを目指します。現在、名市大病院いたみセンターでは、慢性痛患者さんを対象にACTプログラム[※10]（のびやかプログラム）を提供しています。患者さんには数カ月から半年ほどかけて、プログラムに取り組んでいただきます。最新のアプローチであるため、国内で実施している医療機関は限られています。ここでは簡単に、プログラムのエッセンスを2つお伝えします。

※9 ACT
ACTにおける「アクセプタンス」は〝なかなか変えがたいものをいったんそのままに置いてみること〟、「コミットメント」は〝変えていけることに取り組むこと〟を意味しています。さらにACTは、「マインドフルネス」（今この瞬間に感じていることや活動に対して、よい悪いの判断をせず、ありのままに注意を向けること）を取り入れた方法でもあります。慢性痛患者さんに対するACTでは、痛みと効果的に関わるコツをつかみながら（アクセプタンス）、自分らしくいきいきとした生活を送ること（コミットメント）を目指します。

※10 「のびやかプログラム」では、患者さんがこうした感覚をつかめるように、さまざまなワークに取り組み、自宅でも練習をしていただきます。あくまでも一例ですが、じっくりと五感を通してお茶を味わい、今この瞬間に感じていることに十分注意を向けるワークなどを行います。

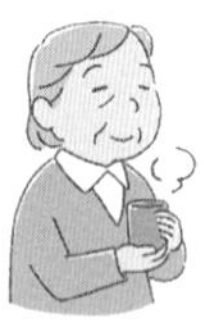

【「気づいたら痛みから離れていたとき」の感覚をつかんでみる】

生活の中で結果的に痛みから離れている瞬間に気づいたら、そうした感覚を大事にしましょう。多くの患者さんが、誰かとおしゃべりをしているときや、好きなことに取り組んでいるときなど、何かに集中しているときに、痛みが後方に回っていることを実感されているようです。

「いつまで痛みが続くの…」と悩んでいるときには、「痛み」が前面に出ているはずです。そんなときは、浮かんだ「悩み」はとりあえずそのままに、目の前の活動に十分注意を払うようにします。難しいとは思いますが、「結果的に」というのがポイントです。痛みから気をそらそうとがんばるのではなく（「がんばる」のは、先のたとえ話の「痛みを押し返す」ことにあたります）、目の前の活動に注意を向けているうちに、痛みはあるけれどそこから少しだけ離れた、という感覚をつかんでいただきたいのです。

ただ、いきなり過度な活動を行うことは避けましょう。Bさんのように、痛みが和らいでいるときに過度に活動しすぎると、痛みを悪化させてしまうことがあります。活動の種類にもよりますが、30分活動したら10分休憩するなど、今の自分にとって適切な、活動と休息のペースをつかむことが重要です（活動ペーシング）。

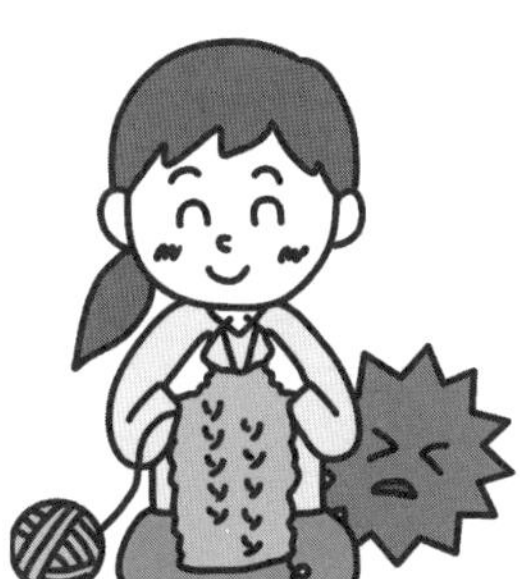

【後回しにしていた活動の中から、今すぐできそうなものを試してみる】

痛みがよくなったら取りかかろうと後回しにしていたことのうち、痛みがあっても取り組めそうなものを見つけて、試してみましょう。その際、痛みが出る前のあなたがどのような時間を楽しみにしておられたか、思い出してみるとよいかもしれません。

たとえば、先のAさんは、以前は庭の畑で野菜や花を育てるのを楽しみにしていらっしゃいました。Aさんにとっては「自然に触れる」ことが、生活の彩りになっていたわけです。痛みで以前のような畑仕事はできなくても、「庭に出て、木々の様子を観察する」「風を感じてみる」ことなら、始められるかもしれません。

それができたら、次は「家の近所を散歩してみる」など、少しずつステップを踏んでいきます。「いずれは家族の助けを借りて、畑仕事を再開する」など、長期的な目標を持つことも励みになるかもしれません。

家族や周囲の人ができること

痛みは主観的なもので、家族や親しい関係にある人でも、その苦しみを十分に理解することは難しいものです。少しでも苦痛を減らせるようにと、本人ができ

【痛みがうまく伝えられない、わかってあげられないときは相談を】

痛みは目に見えないため、周囲の方も、そのつらさを理解することが難しかったり、どのように接したらよいか戸惑われたりすることが多いようです。医療者など第三者が関わり、患者さん自身や周囲の方に「慢性痛」の正しい理解や対処を身につけていただくことで、多くの患者さんが、痛みがありつつも、自分らしい生活を取り戻しておられます。

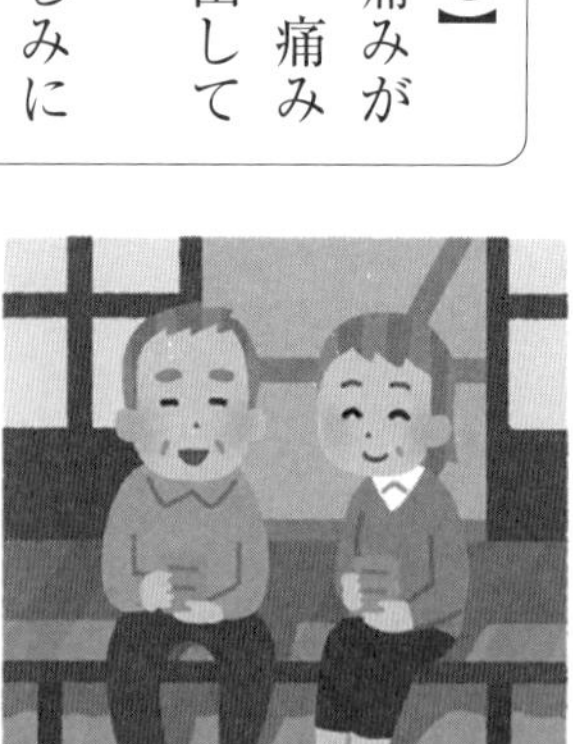

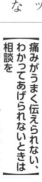

ることまで、周囲が先回りして助けてあげたくなってしまうかもしれません。しかし、手助けしすぎてしまうと、本人が自分で取り組む機会が持てなくなってしまいます。本人が今すぐできることを少しずつ増やしていけるように、接していただくのがよいと思います。

慢性痛を抱える人とは、会話も「今日の調子はどう？」と体調の話ばかりになりがちですが、痛みのこと以外に話題を広げていけるとよいかもしれません。ただ、慢性痛を抱えた方への関わりは、関係性が身近な人ほど難しいようです。介護をする方自身も、疲れや心の不調を感じたら、必要に応じて専門機関へ相談しましょう。

※11 名市大病院いたみセンターでは、慢性痛患者さんに対して、主に麻酔科医、精神科医、看護師、理学療法士、心理士が関わり、患者さんひとりひとりの状態にあわせた支援を提供しています。
　全国の痛みセンターや慢性痛に関する情報は、慢性の痛み政策ホームページ「病院紹介」（https://www.paincenter.jp/hospital.html）や、慢性の痛み情報センターのホームページ（https://itami-net.or.jp）よりご確認ください。

「痛みセンター」には、慢性痛患者の生きる力を支える医療チームがいます！

慢性痛の治療には、心理的アプローチだけでなく、身体機能を取り戻すための運動やリハビリテーションも重要で、薬や神経ブロックによる治療でそれらが進みやすくなることもあります。慢性痛には、専門性の異なる多職種が協力し、多方面から治療にあたるチーム医療（集学的治療）が有効なのです。

現在、国内では32カ所に「痛みセンター」[※11]が設置されており、慢性痛患者さんの診療を専門とした医療チームがいます。受診をご希望の場合には、まずはかかりつけの医師とご相談してみることをお勧めします。

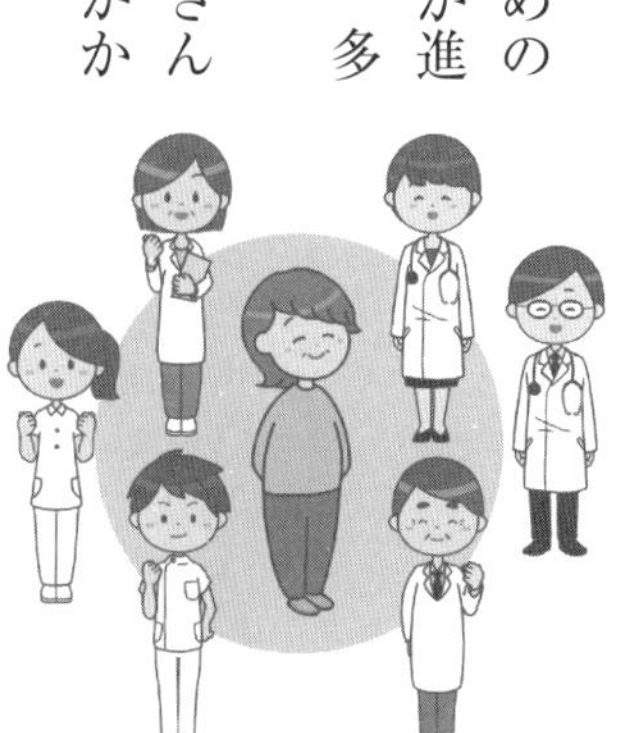

最期まで歩けるように、足腰の痛みと向き合って

医学研究科整形外科学　教授／医学部附属西部医療センター　副院長・整形外科部長　稲田　充

80歳を過ぎたら歩けなくなるのは当たり前、がまんしなければならないというのは、ひと昔前の話。寝たきりになれば、体力も落ちます。脊柱管狭窄症《せきちゅうかんきょうさくしょう》やヘルニアの手術は低侵襲になり、適応が広くなりました。あきらめず、病院を受診してください。

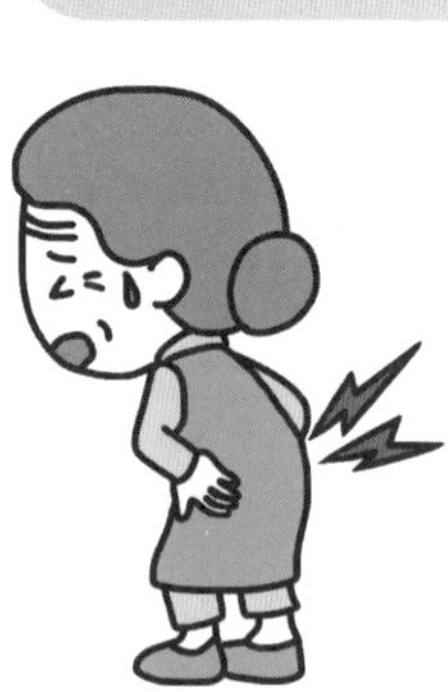

そもそも痛みってなに？

痛みとは、「身体のどこかが傷ついたことによって生じる不愉快な感覚」です。心の痛み、打撲の痛み、神経の痛み…すべてが痛みとして表現されています。最近の医学では、痛みを以下の3つに分類するようになりました。

①侵害受容性疼痛《とうつう》※1

「侵害受容器」、すなわち痛みを感じる細胞（受容器）を介した痛みのことです。

※1　**疼痛**
痛みを表す医学用語。

たとえば足に何かが落ちてきて足が痛いとか、火傷《やけど》してひりひりするだとか、体表にある細胞への刺激によって認識される痛みです。これは末梢神経の細胞が刺激に反応し、刺激が脳まで伝達されて生じる感覚で、損傷した部位が局所的に、傷が治るまで痛みます。炎症など体内の痛みも含みます。

狭義の意味での痛み、ともいえます。

②神経障害性疼痛

感覚神経の損傷や、末梢神経または中枢神経の病変によるもので、うずく、びりびりする、熱を持っている、というような言葉で表現される痛みです。損傷した部位から伝わる痛みではなく、神経が直接刺激されて生じます。例として、帯状疱疹《たいじょうほうしん》などの末梢神経障害や、脊髄腫瘍などが挙げられます。

③心因性疼痛

体には傷や炎症などがなく、ストレスや不安といった心の問題が原因となって発生する痛みです。たとえばどんな対処を試みても治まらない、起床時の腰の痛みは、心因性疼痛かもしれません。診断がなかなか難しいですが、痛みを理解するうえでは最も大切なものです。

最近では、ストレスや不安を無意識のうちに避けようとすることで、特定の部位に虚血状態（血流の悪い状態）が起きた結果、自律神経や内分泌系、免疫系などに生じる不調が、痛みの原因といわれています。痛みを制御する自律神経のバランスが崩れることで、痛みを感じるセンサーが過敏になり、実際以上に強い痛みを感じてしまうのです。痛みが長く続くと、それがまたストレスとなり、不安からさらなる痛みを感じてしまう…という悪循環に陥ってしまいます。

古代の哲学者のアリストテレスは、人間の感覚を視覚、聴覚、臭覚、味覚、触覚の五感に分類しました、その中に痛み（痛覚）がないのは、痛みが前述の心因性要素に制御されていると、当時は考えられていたからです。

【背骨の構造】
背骨は大きく頸椎、胸椎、腰椎の3つに分けられます。頸椎はいわゆる首にあたる部分で、7つの椎骨からなり、胸椎は肋骨のついた椎骨で12個あります。その下にあるのが腰椎で、上体を支えるために構造上強くなっています。この椎骨と椎骨の間にあるのが、椎間関節と椎間板です。〝背骨にも関節？〟と不思議がられますが、ひざやひじと同様にりっぱな関節が存在します。

脊椎や脊髄の病気に由来する痛みにはどんなものがありますか？

脊椎や脊髄の病気に由来する痛みは、大きく5つに分類できます。

①脊髄性疼痛：脊髄神経自身の圧迫や障害による痛み。たとえば脊髄腫瘍や、※2「頸椎《けいつい》後縦靭帯骨化症《こうじゅうじんたいこっかしょう》」など、脊髄を直接圧迫し、障害を与える病気によるものです。

②神経根性疼痛：頸椎や腰椎の「神経根」※4といわれる神経が圧迫されて生じる、腕や脚の神経痛。椎間板ヘルニア※3や脊柱管狭窄症などに伴います。

③椎間板《ついかんばん》性疼痛：椎間板が障害されることで生じる、首や腰の痛み。椎間板は背骨の連結器で、クッションの役割を果たしています。

④椎間関節性疼痛：頸椎や腰椎にある関節の、炎症により生じる痛み。寝違いや

※2　頸椎後縦靭帯骨化症
脊柱管内にある後縦靭帯が頸椎において骨化する難病。

※3　椎間板ヘルニア
椎体間を連結する軟骨板が障害され、脊柱管内に突出したもの。

※4　脊柱管狭窄症
脊柱管が狭くなることで、脚の痛みや腰痛を生じる病気。

ぎっくり腰に代表されます。

⑤軸性疼痛：脊椎には、体の芯棒すなわち柱としての役割と、神経の通り道（脊柱管）を形成する役割とがあります。柱としての部分が原因となる痛みを「軸痛」といいます。

頸髄症[※5]などで脊髄が圧迫された場合、痛みというよりも、四肢がしびれる、手指の細かな作業ができない、歩行障害が出る、などが主な症状となります。そのメカニズムは、まだわかっていません。

われわれ脊椎外科医は、現在まで機能障害を重視するあまり、しびれについてはあまり注目していませんでした。しかし、しびれは術後患者のＱＯＬに大きく影響するといわれており、十分に注意を払う必要があります。

最近われわれが注目しているのは、足の裏にのみしびれがでるケースです。足裏の症状、特に違和感（何かくっついている、風船や泡の上を歩いているような感じ、灼熱感など）は、脊髄を圧迫する病変のある患者さんがよく訴えるもので、病変が頸椎、胸椎、腰椎のいずれにあるのか診断することが重要です。しかし、複数箇所に病変を抱える患者も少なくなく、どれが足裏のしびれを引き起こしているのか特定するのが困難なことも少なくありません。

脊髄障害によって起こる歩行障害では、脚をひきずることはまれで、歩きにくいとか、脚が前に出ないなどの訴えがよくあります。特徴的なのは、安静にすれ

※5　頸髄症
頸椎で脊髄神経が圧迫され、神経障害が生じる病気。

ば速やかに症状が改善することです。

神経根の圧迫によって起こる痛みは、立つことや腰椎を動かすことで痛みが増し、日常生活に大きな支障が出ることもあります。レントゲンやCTの画像で強く圧迫されているように見えるのに症状は軽い、という場合もあれば、強い圧迫があるようには見えないのに重い症状が出ることもあり、診断が容易ではありません。痛みの発生には、機械的な圧迫に伴う神経伝導物質や炎症性サイトカインが関与していると考えられています。

これらの痛みには、さきほど挙げた②の侵害受容性疼痛や、③の心因性疼痛が潜んでいる可能性もあり、常に3種類の痛みがあることを考慮して診察する必要があります。

脊椎の病気で最も多いのは、「腰部脊柱管狭窄症」と「腰椎椎間板ヘルニア」です。ここからは、その2つについてくわしく説明していきます。

少し歩いただけで痛くなる…脊柱管狭窄症

「腰部脊柱管狭窄症」は、脚をひきずってしまう（間欠跛行《ひこう》）病気として、最近よく新聞でも取り上げられています。

背骨には「脊柱管」という神経の通り路があり、その中を脊髄神経や馬尾[※6]が通っています（図表1・2）。この脊柱管が狭くなるのが、「脊柱管狭窄症」です。脊柱管が狭くなる原因はさまざまで、生まれつき脊柱管が狭い人もいれば、加齢に伴っ

※6　馬尾
脊柱管内を走る脊髄神経の束は、腰の部分では馬の尾っぽに似ているため、「馬尾」と呼ばれている。

※7　脚のひきずりを起こす血管性の病気
「血管硬化性間欠性歩行困難症」といわれる「閉塞性動脈硬化症」と「閉塞性血栓血管炎」が挙げられます。
動脈はゆっくりした経過で詰まると、周囲にある血管が徐々に太くなり、バイパスをつくるようになります。バイパスがあるおかげで脚の血流は保たれ、じっとしているときには脚の症状はありません。しかし歩くためには、脚の筋肉に何倍もの血流が必要なため、このバイパスだけでは十分に血流を確保できず、筋肉が虚血状態となり、痛みが生じます。
この血管性間欠跛行も、数分間安静にすれば、虚血状態の筋肉へ血流がゆっくりと補給され、痛みが改善します。

て生じる場合もあります。

脚のひきずりは、歩き始めはあまり気になりませんが、しばらく歩くと脚が痛くなったりしびれたりして歩きにくくなります。症状の軽い方なら30分程度は歩けますが、重症者では歩く前から脚が痛み、歩くとさらに痛んで、2分も歩けない場合があります。

しかし、すわったり、しゃがんだり、立ち止まったりとしばらく安静にすると、症状が治まり、また歩けるようになります。脊柱管は歩くときや立っているときなど背中がまっすぐな状態では狭くなり、しゃがんだり座ったりすると広がるからです。

脚をひきずる理由の見分け方

脚[※7]をひきずるようになる病気には、神経性と血管性のものがあります。〝神経性の場合はすわると症状の改善が得られ、血管性の場合は立って安静にすると症状が改善する〟といわれていますが、実際の診察室では、神経性の患者さんで、立っていることで症状が改善するという方も多く見ます。

図表1

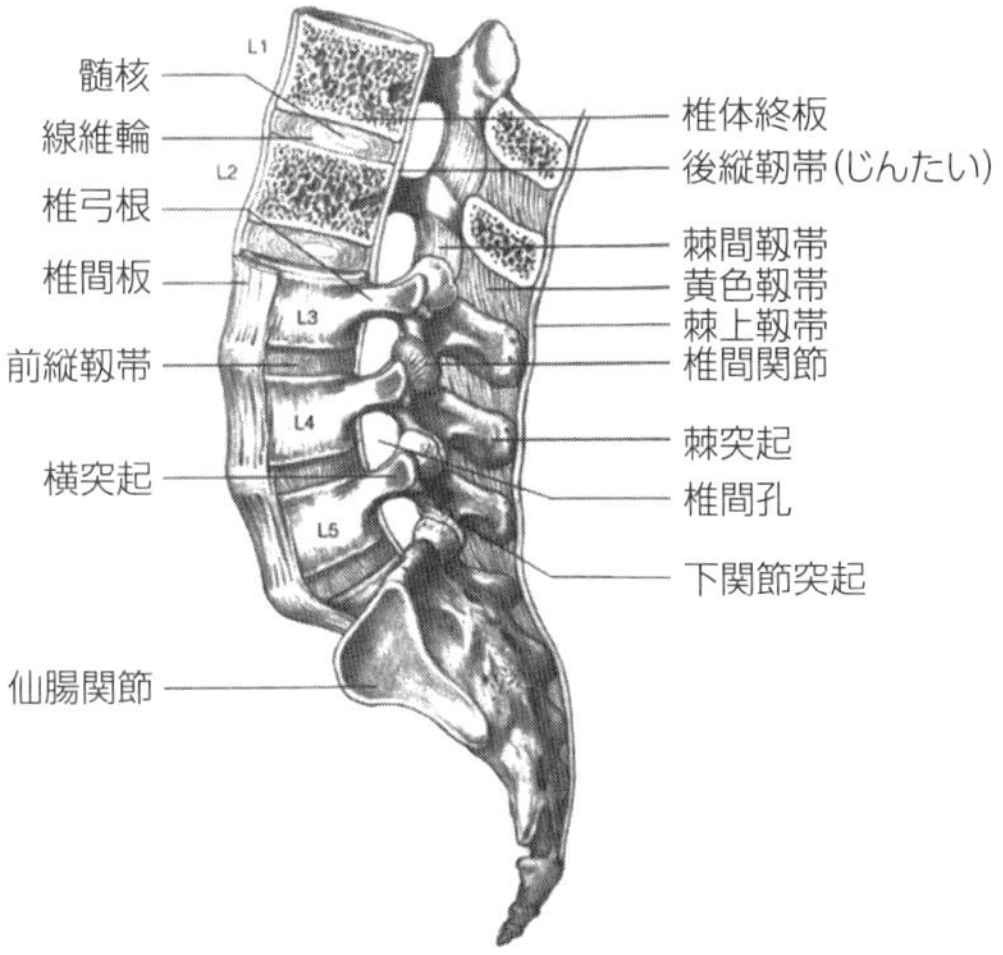

図表2

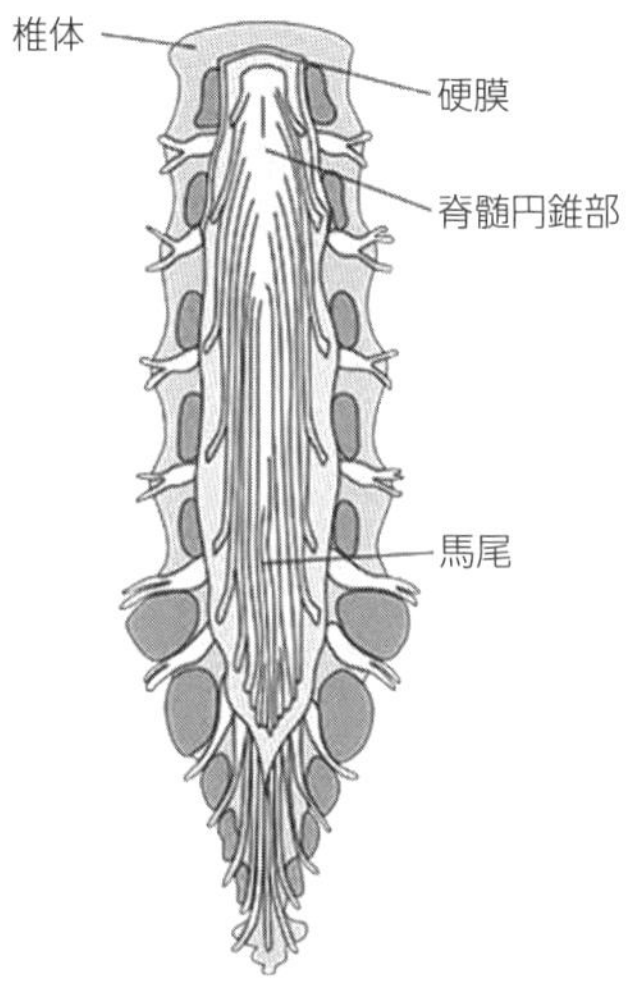

(『最新整形外科大系』第1版第1刷(中山書店)「手術侵入法と基本手技　脊椎・脊髄」より)

そこで、神経性か血管性か鑑別するのに使われるのが、「トレッドミル」と「エルゴメーター」です。

「トレッドミル」とは、いわゆるランニングマシーンのことです。スポーツジムで用いているものと、まったく同じ装置です。「エルゴメーター」も、スポーツジムでは「エアロバイク」という名前でなじみ深い装置です。医療分野では、内科の負荷心電図※8の際に利用されてきました。

実際の、典型的な臨床例を1例提示させていただきます.

> 66歳、女性。主な症状は左脚のしびれと痛み。
> 10年ほど前から腰痛があり、2年ほど前から左脚のしびれを自覚するようになった。3カ月前から、左脚の痛みとしびれのため10分も歩けなくなり、当科初診した。
> 「わたしは自転車ならいくらでもOK、でも歩くと左脚が痛だるくて、休まないと歩けないのよ。坂は上りならいくらでも歩けるのに、下りになると左脚が痛くなるの。この頃は手押し車が離せない」とおっしゃいます。

この患者さんの場合、診断には5分も必要ありません。歩行はだめ、自転車はOK、登りOK、下りだめということなら、脊柱管狭窄症で十中八九間違いないでしょう。

※8　負荷心電図
階段を昇り降りしたり、自転車をこいだりしながらとる心電図。普段は平気でも、階段を上ったり、走ったりすると胸が痛む…という場合には、健康診断や病院で安静な状態で心電図をとっても異常が見つからないので、負荷心電図で調べる。

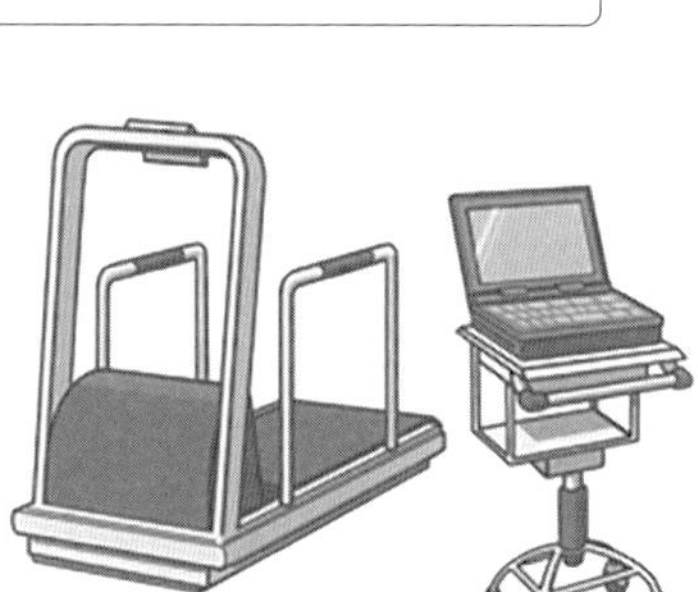

お元気であれば、高齢の患者さんにも積極的な手術治療

治療は、脚のひきずりの程度によって異なります。たとえば、60代と90代で、ともに20分歩くと脚がしびれて、歩行不能になるという患者さんがいるとします。患者さんそれぞれに、年齢的な体力の差や全身状態、たとえば高血圧や糖尿病、腎機能などの合併症の問題がありますが、一番大切なことは、その患者さんが病気によって日常生活に支障を感じているかでしょう。

60代の患者さんが20分連続で歩けなければ、かなりストレスのある生活になることは容易に推測されます。これまでのわたしは、60代の患者さんには初めから手術も考えて治療にあたり、90代の患者さんにはできるだけ手術をしないで日常生活を送らせるような方法を考えていました。90代の患者さんなら、20分歩けなくても問題ないのでは…と、考えてしまいがちだったのです。ともすれば外来で〝お歳ですから歩けないことも受け入れて〟なんて説明してきました。

しかし、現代の90歳の方は非常に元気な方も多く、20分の歩行では納得されない方も増えてきました。高齢化社会になり、脊柱管狭窄症のような加齢的変化による病気に対する治療への関心も、強くなってきているのが事実です。そこでわれわれ西部医療センター脊椎センターでは、高齢者の脊柱管狭窄症に対しても、全身状態が手術に耐えられるものならば、積極的に手術を行っています。

【整形外科での診察の流れ】

整形外科の診察は、患者さんがわれわれと会話をする前から始まっています。診察室に入ってこられたときから、歩き方、座り方、姿勢などを診ています。

次に問診です。整形外科ではこの問診が非常に大切で、半分以上の診断の決め手であるといっても過言ではないと思います。

問診が終わったら身体所見取りに入ります。まず、背中を背面からじっくり観察します。側弯（腰が左右に弯曲していること）、後弯（猫背）なども重要です。次に背骨を動かしてみます。前後、左右にゆっくりと動かし、痛みの出方を観察します。

手術は傷の少ない低侵襲手術

当院では、脊柱管狭窄症の手術ができるかどうかを、前述のエルゴメーター（自転車こぎ）が問題なくできるかで判断します。

手術は全身麻酔で行いますが、手術に切開部の長さはおおよそ2㎝と小さく（写真1）、背中の筋肉を損傷することもほとんどありません。手術時間は平均43分で、出血量も約30ccと、非常に低侵襲で体にやさしい手術です。術後は翌日から歩行でき、傷もほとんど残りません。この術式により、高齢の患者さんも、多くが手術可能となりました。

若いのに腰も足も痛い…腰椎椎間板ヘルニア

「腰椎椎間板ヘルニア」は、よく耳にする病名ではないでしょうか。

椎間板は、中心にある「髄核」とその周囲にある「線維輪」の、2種類の組織でできています。周囲の線維輪は丈夫な組織ですが、椎間板に強い力がかかると、破れたり、ひびが入ったりすることがあります。この線維輪の損傷部から、中心にあるゼリー状の髄核が脱出してくることを、椎間板ヘルニアといいます（図表3）。

症状としては、腰と脚の痛みがありますが、両方でないこともあります。「重いものを持ったら腰が痛くなった。しばらく休んで腰の痛みが治まってきたと

写真1　手術の傷は2㎝ほど

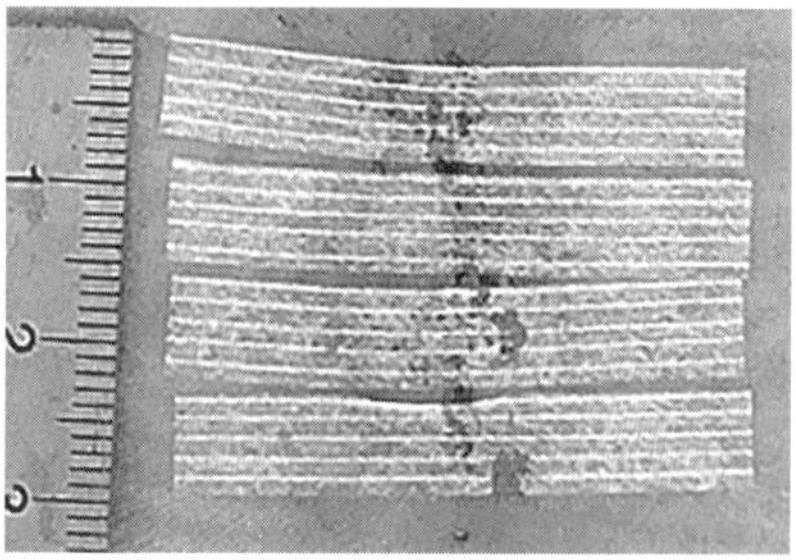

【手術の具体的内容】

加齢的変化で生じた脊柱管狭窄症の多くは、「黄色靭帯」と呼ばれる脊柱管の後方の一部を構成する靭帯が肥厚し、脊柱管が狭くなっています。理想的な手術は、狭くなった脊柱管の内壁を、周囲の骨や筋肉を損傷することなく、削り取ったり溶かしたりして、脊柱管の内腔を拡大することです。

2005年以降当院では、脊椎の後方の棘突起の内部のみを削りとるだけで脊柱管に達し、脊柱管の内壁を削って脊柱管の内腔を拡大する方法に成功しています。

思ったら、今度は脚がしびれて、次第に痛みになってきた」というパターンが典型的で、患者さんからこれを聞くと〝あっ、ヘルニア！〟と診断がつきます。

椎間板ヘルニアでは、前方へ体を曲げると腰や脚に痛みが出ることが多いのが特徴です。反射をみるのも、ヘルニアの場所を診断する重要なテストです。ゴム製のハンマーで、ひざの皿やアキレス腱を叩いて、その反応を調べます（けっして脚気の検査ではありません）。

椎間板ヘルニアの保存的治療

椎間板ヘルニアの治療方法には、手術治療とそれ以外の保存的治療があり、後者ではリハビリテーションや投薬を行います。リハビリについては、運動療法や装具療法などがあり、その効果についてはさまざまな意見があります。

発症してすぐは、やはり安静にすることです。しかし、長期すぎる安静は、かえって社会復帰を遅らせるだけであるとの報告もあります。患者さんの社会的背景にもよりますが、３～４日程度が目安といわれています。

その後は、運動療法に移ります。腰痛体操や筋力トレーニング、ストレッチなどが挙げられ、当院では腰椎伸展体操を行っています（写真３）。最初は足腰の痛みで歩けなかった患者さんも、歩いて帰れるようになることが多いです。

椎間板ヘルニアでは、程度によりますが、脊柱管内に髄核がさらされることで、

【ヘルニアとは】


ヘルニアの言葉の定義は、〝正常な組織がその場所を逸脱すること〟。「腰椎椎間板ヘルニア」が最もよく知られていますが、ほかに足のつけ根のあたりから腸などの内臓が飛び出してしまう「鼡径（そけい）ヘルニア」や、横隔膜に穴があく「横隔膜ヘルニア」があります。

「腰痛＝椎間板ヘルニア」と勘違いされることがよくありますが、腰痛の原因はヘルニア以外にもいろいろあります。

図表3　腰椎椎間板ヘルニア

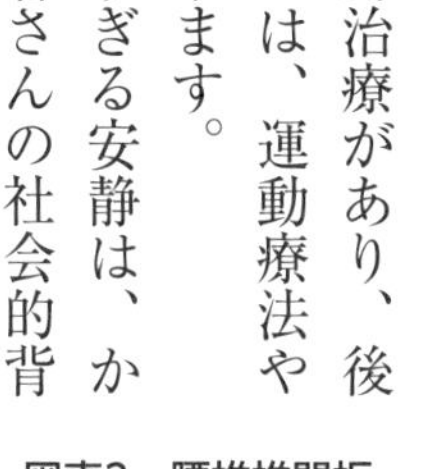

写真2　MRIで見た腰椎椎間板ヘルニア

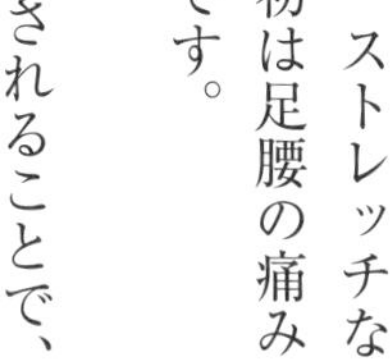

黒く映っている椎間板が突出し、神経を圧迫している

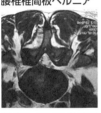

免疫反応により炎症が起こって痛みが生じるといわれています。そこで、炎症を抑えるための消炎鎮痛剤が処方されます。

これらの処方やリハビリが無効な場合は、各種のブロック（痛みの原因となっている神経に麻酔薬を注入し、一時的に痛みを取り除く方法）を行う場合もあります。硬膜外ブロックや椎間板注入、神経根ブロックなどが挙げられますが、効果は持続するものから一時的なものまでさまざまで、足腰の痛みを治癒できる可能性は、多数の研究結果をまとめると、15～53％となります。そのため当院では、治療目的で施行することはまれです。

保存的治療と手術的治療の間の中間的治療として、「椎間板内注入療法」[※9]がありますが、使用する薬剤により期待する効果は異なります。

椎間板ヘルニアの手術療法

腰椎椎間板ヘルニアの治療は、現在はやはり炎症を鎮静化する保存的治療が中心ですが、足腰の痛みが著しく、脚の力が低下して、尿意や便意に異常が出てくるような場合は、ヘルニアに対する直接的な処置として、手術を考慮すべきです。

〝ヘルニアの手術をすると車いすになる〟なんていうのは、ひと昔前のことで、著しい後遺症を残してしまう前に適切な治療を受けるべきだとわれわれは考えています。

西部医療センターでは、「顕微鏡下椎間板摘出術」という手術を行っています。

写真3　腰椎伸展体操

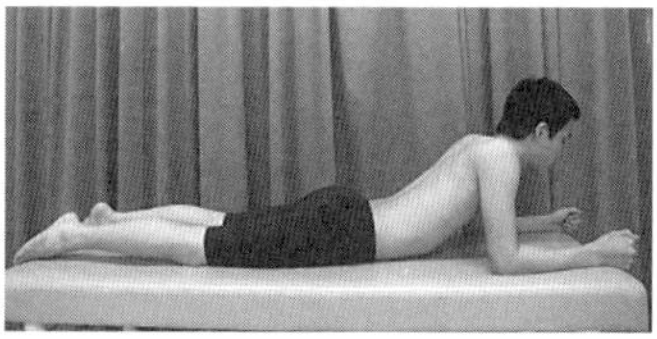

理学療法士の指導の下、腰椎を後屈させる

※9　椎間板内注入療法

「化学的椎間板溶解術」は、椎間板を融解し、その後再生させて安定化させる技術で、1964年から始められた。当時はパパイヤの乳液から精製されたタンパク分解酵素「キモパパイン」を用いたもので、82年に米国で認可されると、ブームになった。日本ではアナフィラキシーや神経合併症状のため、結局認可されることはなく、現在では欧米でも下火になってしまっている。

日本では70年頃から、安全性、有効性の面で、「椎間板内ステロイド注射」が広く行われており、近年は、「ヘルニコア」というお薬によるヘルニアの治療の有効性も発表されている。

手術の傷は、多くの場合約15㎜程度で、術後にはほとんどしわぐらいにしか見えません。脊椎の周囲にある「多裂筋」を傷害しないよう、注意深く切り、顕微鏡を使用して（写真4）ヘルニアを摘出します。低侵襲の手術ですので、ぜひ一度専門医にご相談ください。

写真4　当院の手術用顕微鏡

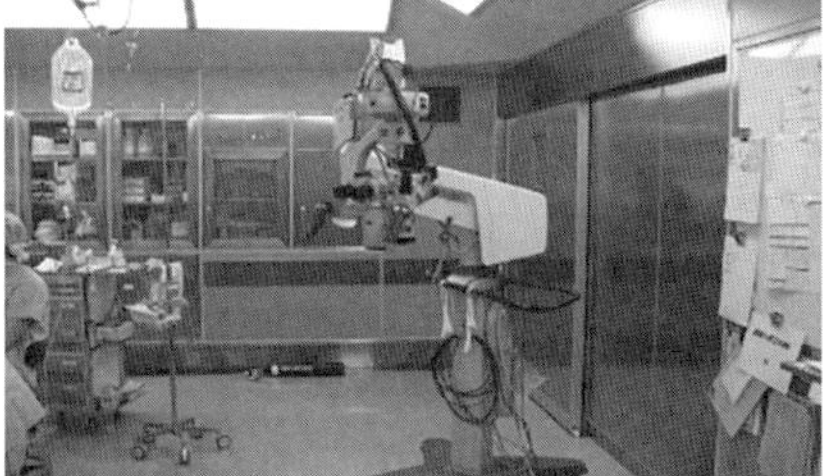

在宅医療を始める前のキホンと心がまえ

名古屋市立大学医学部　臨床教授／みどり訪問クリニック　院長　姜　琪鎬

自分が在宅医療を受けることになったら、家族が在宅医療を希望したら、あなたはどうしますか？　在宅医療を始めるまでの基本的な流れと、心の準備について解説します。

自宅に医師が来てくれる医療

入院した場合と同じように、困ったときにお医者さんや看護師さんが自宅に来てくれるとしたら安心ですよね。在宅医療とは、図表1のケース1やケース2のように、通院が困難で、自宅での療養を希望する患者さんの自宅などに訪問し、診療を行うことです。

「在宅」とは、自宅はもちろん、老人ホームや高齢者住宅も含みます。通院の負担が減りますし、お気に入りの場にいられることが、患者さんにとってのメリットです。

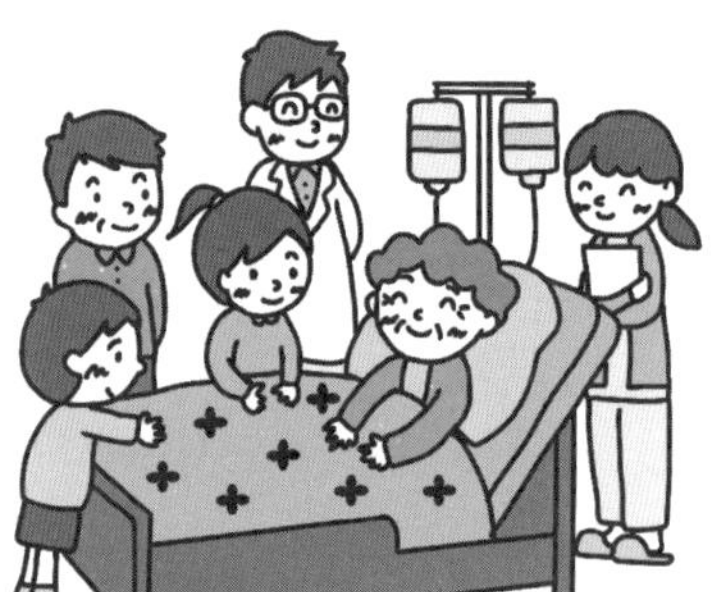

在宅医療は生活を支援する医療

在宅医療に携わる医師（＝訪問診療医）が特に大切に診るのは、患者さんの生活しやすさです。痛みや呼吸のつらさなど生活を妨げる症状はもちろん、食事の内容や量、体の動きや排尿・排便、身体の清潔さ、睡眠などの状況も診察します。

患者さんができるだけ快適に家で過ごせるよう、訪問診療医の仕事の大部分は、図表1のような、さまざまな専門職との連携で占められています。たとえば足腰が弱った患者さんには、リハビリの専門職と相談して、リハビリのプログラムを考えます。栄養が十分でなければ、栄養士と連携して改善を目指します。まさに、「チームで患者さんの生活を支援する医療」といえます。

訪問診療と往診

定期的に自宅などを訪問し、診療を行うことを「訪問診療」といいます。訪問診療医が患者さん宅を訪問する頻度は、患者さんの状態が安定していれば月に1～2回ですが、状態次第で増えることもあります。必要な訪問頻度は、患者さんとご家族との相談で決めます。

患者さんの状態が急変し、緊急に診てもらいたい場合に、医師や看護師が

※1　年齢・病気・病状によって、自宅のほか高齢者住宅などで在宅医療を受けることも可能。

図表1　通院が難しくなったときや退院後に自宅など(※1)で医療を受けられる

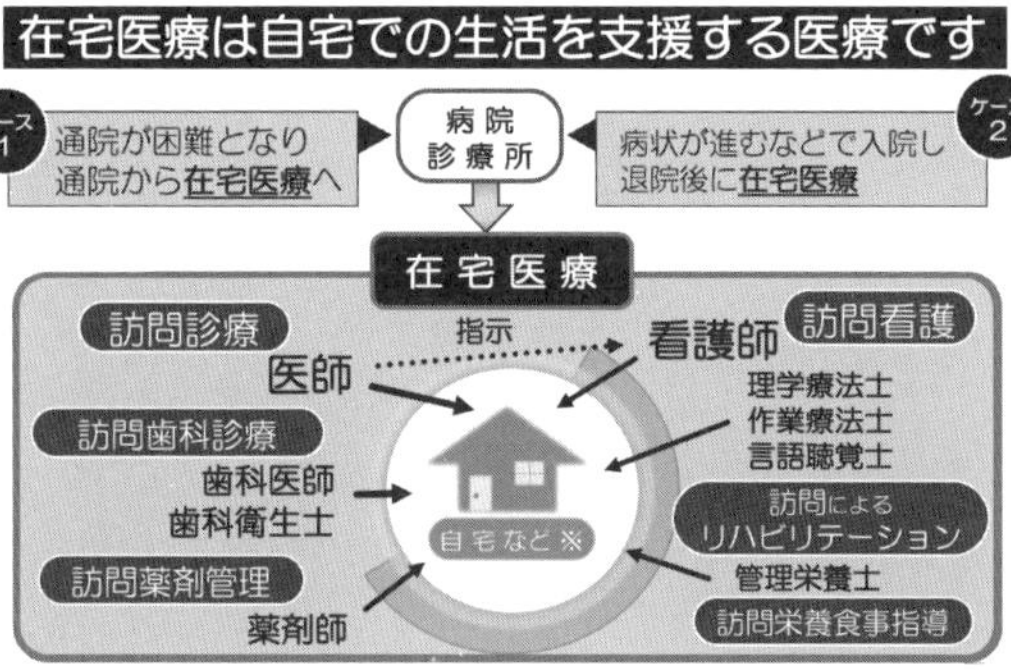

在宅医療では医師の指示のもと、それぞれの専門職が連携し、あなたの自宅などを訪問することで在宅療養を支援します

駆けつけることを「往診」といいます。在宅医療を専門にするクリニックの場合は、24時間365日で対応します。

在宅医療をサポートするサービス

在宅医療を利用するにあたっては、自宅で受けられる診療の内容よりも、本人や家族の日々の生活にどれだけ負担がかかるのか、を心配する人の方が多いのではないでしょうか。

「在宅医療を始めたいんだけど、どこに相談すればいいの？」「本人の健康を保てるかな、満足してもらえるかな？」「介護がすごく大変で、疲れてしまいそう。家族はどうやって生活すればいいの？」

不安ですよね。今までの日常生活になかった仕事が増えるのは事実です。けれど、「自宅にいたい」という本人の望みをかなえてあげたい気持ちもあるでしょう。介護にあたるご家族ががんばりすぎにならないよう、以下のような在宅医療をサポートするサービスがあります。

①退院前カンファレンス

入院から在宅にスムーズに移行するための最初のステップが、「退院前カンファレンス」です。在宅医療を始めるため、事前に病院で行う会議のことです。病院の担当医、訪問診療医、訪問看護師、薬剤師、介護スタッフ、ケアマネジャーな

【在宅医療専門のクリニック】

患者さんが、住み慣れた家庭や地域で療養しながら生活したり、身近な人に囲まれて在宅で最期を迎えたりするには、必要に応じてさまざまな専門職などと連携を図りつつ、24時間往診や訪問看護などを提供できる体制が必要となります。

2006年、このような機能を持つクリニックが、「在宅療養支援診療所」として制度化されました。18年時点で、全国に1万3991施設があります。最近は、外来を中心にしていたクリニックでも、届け出をして「在宅療養支援診療所」を標榜するようになってきています。

どが集まります。もちろん、患者さんや家族のみなさんにも参加してもらいますので、不安や疑問をまとめておき、この機会に解消しておくとよいでしょう。

退院前カンファレンスでは、病院から情報共有をしてもらったうえで、医師とさまざまな専門職による医療チームが、在宅で患者さんの療養をどう支えるかを話し合います。日々の介護の説明や、訪問診療や訪問看護の日程の調整もします。[※2]

特に重視するのが、在宅医療の目的をはっきりさせておくことです。

〝医療〟の目的が、

・病気から回復することなのか

・今の状態を維持することなのか

・家で最期を迎えるまでのサポートなのか

目的によって在宅医療のプランも変わります。さらに家族の状況も踏まえて、プランを立案します。

②人生会議（アドバンス・ケア・プランニング）[※3]

在宅医療の目的を決めるのは、ご本人・ご家族だけでは難しいことがよくあります。その場合は、医師、看護師、ケアマネジャーなどを交えて、「人生会議（ACP）」を開催してみるとよいでしょう。

「人生会議」とは、患者さん自身が望む医療やケアについて、前もって考え、くり返し話し合う取り組みのことです。医療者が考える療養の目的とは別に、患者さん自身がどのような治療やケアを望むのか、人生の最期まで保ちたい〝自分

※2　患者さんが日常生活の動作をどれくらいできるかに応じて、介護用ベッドや配食サービスが必要かどうか、排せつや清潔保持のため家族がどのような介助をすればよいか、転倒予防のために住宅改修をするべきかどうかなどについてお話しします。

※3　アドバンス・ケア・プランニング（ACP）　自分が望む医療とケアについて、前もって考え、くり返し話し合って共有する取り組み。2018年に各医療機関に対して、患者さんと家族と話し合い、患者さんの意思決定を基本にほかの関係者と連携のうえ、対応することが要件化されました。ACPにご関心のある場合は、担当医師に気軽に相談してみてください。

らしさ〟とはなにかなど、本人の人生観や価値観について
くり返し話し合います。もちろん入院中のみならず、自宅
に戻ってからの開催でも大丈夫です。

③訪問看護

介護のやり方に不安が残る、入浴、食事や排せつの介助がうまくできなかった…など、在宅医療の生活をやってみて、初めてわかる困りごとも出てくるかもしれません。

そんなときは、「訪問看護」を利用するとよいでしょう。地域の訪問看護ステーションの看護師がご自宅を訪問し、医療・介護の両面から日常生活をサポートします。病状の観察、薬の管理、入浴・食事・排せつの介助、医療機器の使い方指導、介護全般についてのアドバイスなど、幅広く対応してもらえます。希望される場合は、看取りまでサポートしてくれます。

医師には相談しにくい悩みも聞いてくれたりしますので、訪問看護師さんはとても心強い存在です！

④訪問リハビリ

日常生活での介護の心配を相談するところはできたし、サポートもしてくれる。

でも、もっと生活力を向上できないか、在宅だと筋力の衰えも気になる…と思わ

図表2　人生会議（アドバンス・ケア・プランニング）

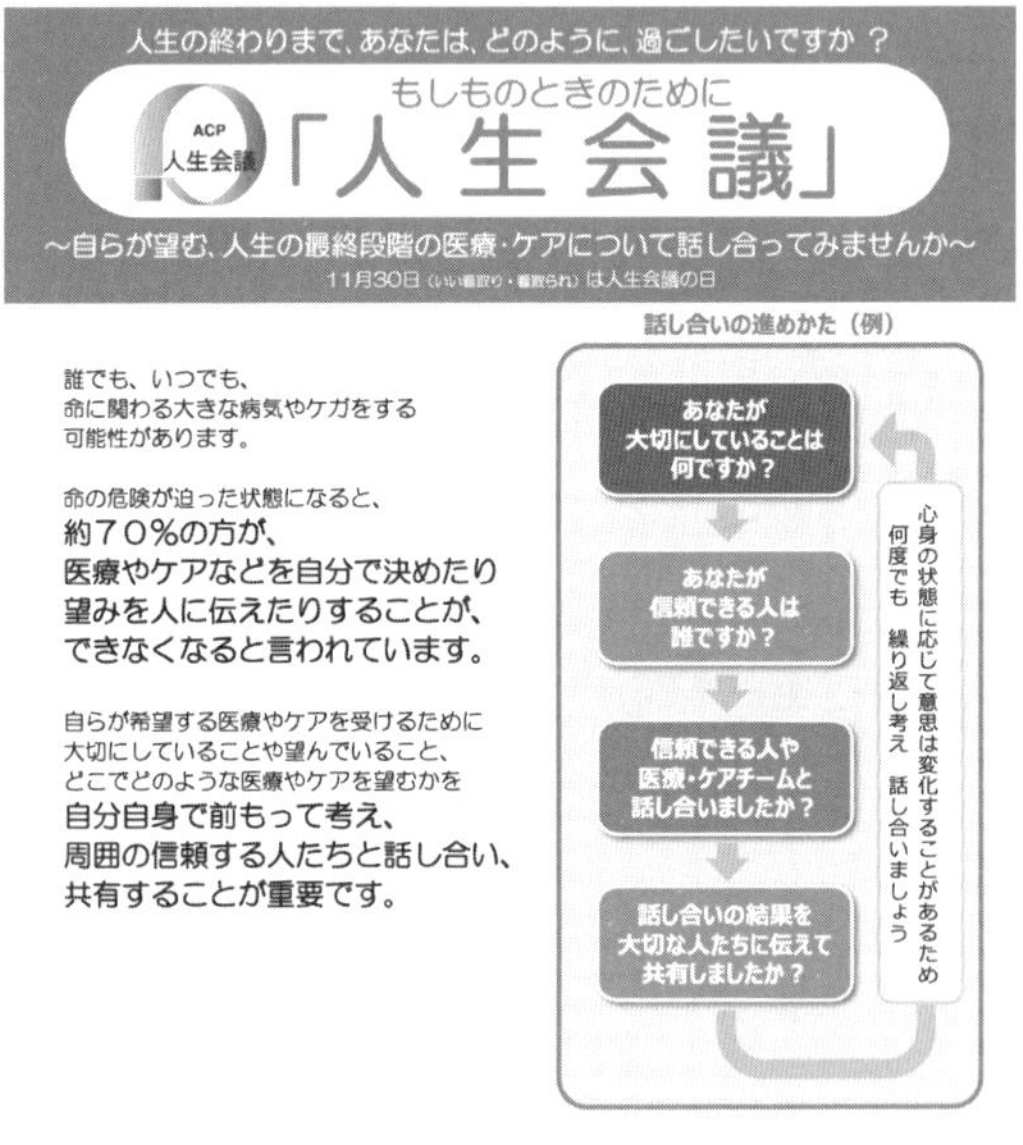
人生の終わりまで、あなたは、どのように、過ごしたいですか？
もしものときのために
ACP
人生会議
「人生会議」
〜自らが望む、人生の最終段階の医療・ケアについて話し合ってみませんか〜
11月30日（いい看取り・看取られ）は人生会議の日
話し合いの進めかた（例）
誰でも、いつでも、
命に関わる大きな病気やケガをする
可能性があります。
命の危険が迫った状態になると、
約７０％の方が、
医療やケアなどを自分で決めたり
望みを人に伝えたりすることが、
できなくなると言われています。
自らが希望する医療やケアを受けるために
大切にしていることや望んでいること、
どこでどのような医療やケアを望むかを
自分自身で前もって考え、
周囲の信頼する人たちと話し合い、
共有することが重要です。
あなたが大切にしていることは何ですか？
あなたが信頼できる人は誰ですか？
信頼できる人や医療・ケアチームと話し合いましたか？
話し合いの結果を大切な人たちに伝えて共有しましたか？
心身の状態に応じて意思は変化することがあるため
何度でも　繰り返し考え　話し合いましょう

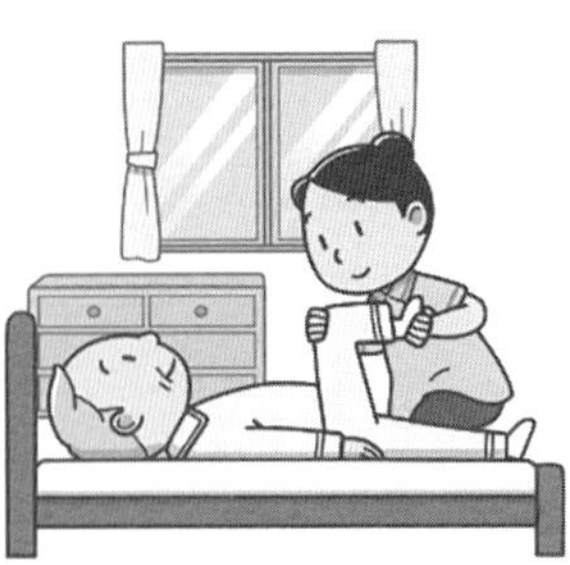

れたら、「訪問リハビリ」があります。

理学療法士、作業療法士などが訪問して、患者さんが日常生活で自立できるように、治療、訓練を行います。介助方法の指導や、手すりの設置、介護用ベッドや車いすなど福祉用具の相談にも対応します。自宅環境の悩みも、これで解決できそうですね。

⑤ほかの生活支援サービス

介護は毎日のこと、たまには自由時間が欲しい。どうしても外出しないといけない日もある…。そんなときは、「デイサービス」[※4]、「ショートステイ」[※5]や「訪問介護」[※6]に頼るのもいいと思います。くわしくは、ケアマネジャーにお尋ねください。訪問看護師と同様に、日常生活の心強い味方になってくれるはずです。

在宅医療を受けられる条件は？

疾病、傷病のため、ひとりで歩いて通院することが困難であると主治医が判断すれば、在宅医療を受けることが可能です。特定の病気や重症であるかどうかなどは、関係ありません。在宅医療をサポートするサービスとして紹介した①〜⑤が、どれも保険診療で利用できます。

一方で、自力で通院できる方は、在宅医療を希望しても、保険診療で在宅医療を行うことはできません。

※4 デイサービス
介護保険サービス「通所介護」の通称。利用者は自宅で生活しながら日帰りで施設に通い、体操や食事、入浴などのサービスを受けられる。

※5 ショートステイ
短期入所生活介護と、短期入所療養介護の2種類がある。前者は、要介護者に介護施設などへ短期間（最長で連続30日まで）入所してもらい、入浴や排せつの介助などを実施するサービス。後者は、前者とほぼ同様のケアを実施するが、より医療の必要度が高い人にも、看護・医学的管理のもと対応する。

※6 訪問介護
訪問介護員（ホームヘルパー）などが利用者の自宅を直接訪問して、入浴、排せつ、食事等の介助などの「身体介護」や調理、洗濯、掃除などの家事といった「生活援助」を行うサービス。

クリニックはどうやって選べばいいの？

安心のサポートがあるということで、在宅医療を検討することになりました。次は、どこの訪問診療医にかかるかです。

長いおつきあいになる医療機関ですから、「ご本人に合ったクリニック」を選びたいですよね。さまざまな判断基準があると思います。入院中であれば、担当医に紹介してもらったり、地域連携室のソーシャルワーカーにアドバイスをもらうのがよいでしょう。

すでに自宅で療養中の方は、以下のような条件を満たしているクリニックを選ばれるとよいと思います。

①近いということ

訪問診療を行えるエリアは、医療機関から16km以内と決められています。万一の往診の際にも、地域に密着した、自宅に近いクリニックの方が迅速に対応してくれます。

②実績

まずは、病院の地域連携室のソーシャルワーカー、地域のケアマネジャー、または訪問看護師に、気になるクリニックの実績や評判を尋ねてみてください。名古屋市内の場合は、各区で名古屋市医師会が運営する「はち丸在宅支援センター[※7]」に問い合わせてみてもよいでしょう。

図表3 在宅医療のクリニックを選ぶ基準

1. 近いということ
2. 実績
3. 対応してもらえる時間
4. 医師との相性

※7 はち丸在宅支援センター
市民の在宅療養に関する不安や悩みへの相談窓口の運営をはじめ、お住まいの区の医療資源情報の提供、在宅医療・介護に関する各種講演会の開催など、在宅療養環境のサポートを行う施設。
https://zaitakukaigo.nagoya

③対応してもらえる時間
24時間365日対応のクリニックが増えてきていますが、対応していないクリニックもあります。対応していない場合は、時間外はどこの医療機関に連絡すればよいか、訪問している医師と事前に取り決めておきましょう。また、緊急時に専門性の高い病院を紹介してもらえるかも、確認しておきましょう。

④医師との相性
これが一番大切かもしれません。医師も患者さんもお互い人間同士、相性があるので、そこは正直にいきましょう。気持ちよく診療を受けたいですよね。

いろいろと条件を調べるのが大変！と思われる場合は、訪問診療や往診の体制で一定の基準を満たした診療所として、地方厚生局に認可された「在宅療養支援診療所」を探してみてはいかがでしょうか。「在宅療養支援診療所」は、図表4の条件を備えることが必須となっています。この条件を備えた診療所にかかっておけば、緊急時に、患者さん自身や家族が自力で往診してくれる医師や搬送先を探したり、いろんな事業者と連絡を取りあったりする必要はありません。

図表4　在宅療養支援診療所とは

1. 24時間365日対応
2. 緊急時は、連携する保健医療機関で検査・入院時のベッドを確保できる
3. 在宅療養について適切な診療記録を管理する
4. 地域の介護・福祉サービス事業所と連携する

在宅医療を始める前に確認しておくこと

ここまでは、日々の生活のサポート体制や、クリニックの選び方を説明してきました。しかし、まだ大切なことを確認していません。在宅医療を勧めるような説明をしてきましたが、ここでいったん立ち止まって考えてみましょう。

〔在宅医療を受ける患者さんへ〕

本当に、ご自宅で医療を受けたいですか？ 病院の方が、すぐに対応できることも多くありますよ。

〔家族のみなさんへ〕

在宅医療について納得していますか？ 無理をしていませんか？

在宅医療は、患者さんの自宅で過ごしたいという気持ちを、家族の協力のうえで実現させるものです。家族が無理をして生活に支障をきたしたり、体調を崩したりして、[※8]在宅医療が成り立たなくなってしまう場合も少なくありません。

在宅医療は家族の健康があってこそ、なのです。それに、家族がつらい様子では、患者さんもケアを受けることにうしろめたさを感じてしまうでしょう。

あえて念を押すようなことを書いたのは、在宅医療を始めるにあたって何より大切なのが、「本人の覚悟」と「家族が希望をかなえてあげたいという気持ち」を固めることだからです。

国が超高齢化社会に対応するために推進している「地域包括ケアシステム」の概念図（図表5）でも、根底にあたる植木鉢のお皿の部分に「本人の選択と本人・家族の心構え」と書かれています。つまり、当事者の決意が確固たるものであることが、非常に大切なのです。

※8　特に問題となるのが、介護に携わるご家族がひとりで負担を抱えこんで、誰にも相談できないまま、心身の疲弊がじわじわと進行して、ギブアップに至るケースです。私自身、何度か経験していますが、いつでも相談しやすいような関係を構築しておくべきだった、その兆候を早く察知すべきだったと反省させられます。

図表5　地域包括ケアシステムの概念図

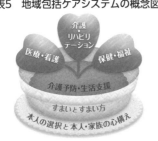

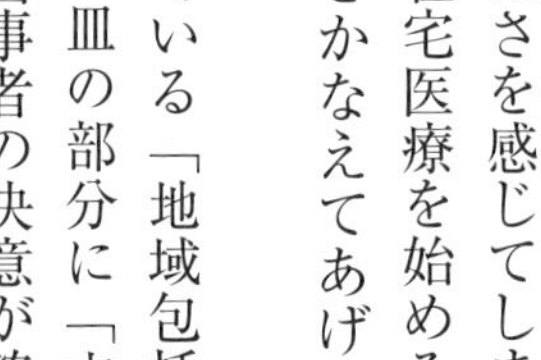

（厚生労働省HPより）

ここまでお読みいただき、「よし、在宅医療を利用してみよう！」と思われるようでしたら、在宅医療を始めるための手続きに進んでください。

在宅医療を始める手続き

①介護保険の準備

在宅での生活に役立つのは、介護保険サービスです。利用できるのは65歳以上ですが（第1号被保険者）、がんや脳卒中など病気によっては、40歳以上であれば利用できます（第2号被保険者）。

認定されると要介護度に応じて、介護に関わるホームヘルパー、訪問リハビリ、車いすや介護用ベッドなど福祉用具の貸与、介護しやすいように住宅改修するための改修費用の支給、といったサービスを受けられます。

介護保険サービスを受けるには、まず市区町村の「介護保険担当窓口」や「地域包括支援センター」で申請し、要介護度の認定を受ける必要があります。申請してもすぐに認定されるわけではないので、できるだけ早く申請しておきましょう。

②ケアマネジャーを選び、ケアプランを作成

大切なのが、ケアマネジャー選びです。ケアマネジャーは、介護保険サービスを利用するときに、なくてはならない存在です。利用者が自立した日常生活を送るために必要とする、治療や看護といった保健医療サービスから生活支援などの福祉

図表6　介護保険サービスの種類

	65歳以上の方（第1号被保険者）	40歳から64歳の方（第2号被保険者）
対象者	65歳以上の方	40歳以上65歳未満の健保組合、全国健康保険協会、市町村国保などの医療保険加入者（40歳になれば自動的に資格を取得し、65歳になるときに自動的に第1号被保険者に切り替わります）
受給要件	・要介護状態 ・要支援状態	要介護（要支援）状態が、老化に起因する疾病による場合に限定
保険料の徴収方法	・市町村と特別区が徴収（原則、年金からの天引き） ・65歳になった月から徴収開始	・医療保険料と一体的に徴収 ・40歳になった月から徴収開始

サービスまでを、総合的に判断して組みあわせ、適切に利用できるようにマネジメントしてくれます。困ったことがあれば最初に相談する、頼れるパートナーです。

「要支援」の人のケアマネジャーは地域包括支援センターが担当します。「要介護」の人の場合は、利用者自身が選ぶ、居宅介護支援事業者のケアマネジャーが担当します。お住まいの市区町村の介護保険課もしくは地域包括支援センターに行き、居宅介護支援事業所のリストをもらい、そこから探すのが一般的です。

自宅に近い、フットワークが軽い、親身になってくれる、情報を多く持っている、などの条件を満たす、自分に合う人を見つけてください。ケアマネジャーが決まったら、相談してケアプラン（介護サービスの計画書）を作ってもらいます。

③病状の引き継ぎ

病院の担当医には、これまでの診療や治療、病気の状態などについて記録した「診療情報提供書」を、有料にはなりますが、必ず用意してもらいましょう。

入院中であれば、前述の「退院前カンファレンス」のような、病院と在宅療養に関わるスタッフが顔を合わせる機会があり、そこでも情報共有がなされるはずです。すでに自宅で療養している場合は、前に診察していた医師の承諾を得たうえで、「診療情報提供書」を書いてもらいましょう。

在宅医療専門のクリニックなどでは、相談外来を設置している場合もあるので、不安や疑問がある場合は事前に相談しておくとよいでしょう。

【訪問診療医が在宅医療に関わってよかったと思うとき】

筆者自身の体験したエピソードです。

がんの終末期で、ほぼ寝たきりで退院された患者さんの訪問診療を、当院で引き受けました。

ご家族としては退院に不安がありましたが、患者さんの少しでも家で過ごしたいという思いを尊重して在宅療養に至りました。

退院後数日は、とても調子のよい時期がありました。退院前カンファレンスで患者さんが海が好きだと聞いていたので、「海に行くなら今ですよ」と伝えると、早速、家族全員で新舞子に出かけられました。海岸沿いを車いすで回りながら、さわやかな海風を満喫されたそうです。

その1週間後に、患者さんは亡くなられたのですが、グリーフケア（※9）で訪問すると、遺影の横には家族と一緒に海岸で撮影した写真が飾ってありました。

ご家族から、家に戻ってこそ実現できた思い出を作れて悔いはありません、と語っていただいたときは、訪問診療医としてのやりがいを実感しました。

解決策はちゃんとあるはず

楽しかった旅行でも、帰宅すると「あ〜、やっぱり家が一番いいな」と思わずつぶやいてしまうことはよくありますよね。入院生活ではなおさら、「自宅がいいな」と思うのが当たり前ではないでしょうか。

在宅での療養となると、家族のみなさんは介護を自分ができるのか、負担が大きいのではないか、と不安に感じることが多いと思います。その不安に寄り添う仕組みやサービスが、前述のようにたくさんあります。

私が担当している在宅医療のご家族も、最初は本当にできるか戸惑ったものの、説明を聞いて「それならできるかも!」と始められました。多くのケースでは、ご家族が想像していた以上にうまくいっています。

やってみてダメなら、次の手を考えてみるのもアリです。どうしても不安が残って決心がつかないのであれば、医師・看護師・ケアマネジャー・ソーシャルワーカー・地域包括支援センター(名古屋市では「いきいき支援センター」)にどんどん相談してください。解決策はきっとあります。家族で助けあっていこうという意思があれば、在宅医療は家族の絆を深めるものになると思います。

慣れ親しんだ自宅で、家族と共有できる時間はかけがえのないものです。患者さんがその人らしく、素敵な時間を過ごせるよう、われわれもお手伝いします。

※9 グリーフケア
訪問診療を行っていた方が亡くなってから数週間経った段階で、ご遺族の悲嘆を緩和する目的で、患者さん宅を訪問する。

高齢者に多い肺炎のお話

輝山会記念病院　副院長　土屋 公威

肺炎は日本人の死因のトップ5に入る病気で、死亡する人のほとんどが高齢者です。高齢者の肺炎は症状に気づきにくいことも多く、いつの間にか常態化してしまうこともあるため、日頃から予防につとめてください。

肺炎ってどんな病気？

「肺炎」とは、細菌やウイルスなどの病原体が気管支を通ってその先にある肺に侵入し、炎症を起こす病気の総称です。肺は、口、のど、気管、気管支を介して、常に外気と接触している特殊な臓器です。肺の一番奥にある「肺胞《はいほう》」は、呼吸により届けられた空気から酸素を取り込み、人体に不要な二酸化炭素を排出する「ガス交換」を行います。1日に換気される空気の量は約1万ℓですが、この中には病原体やホコリなどの異物も含まれています。つまり肺という臓器は、常に感染症の危険にさらされているのです（図表1）。

図表1　呼吸器の構造

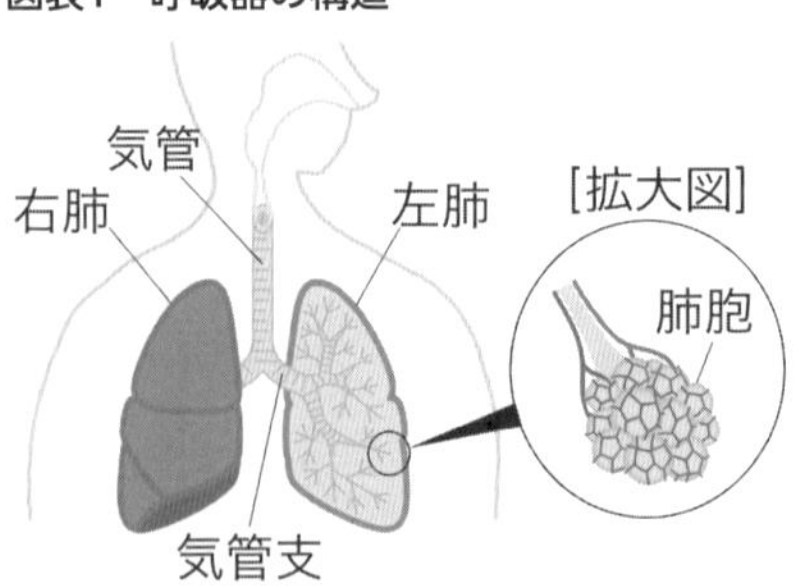

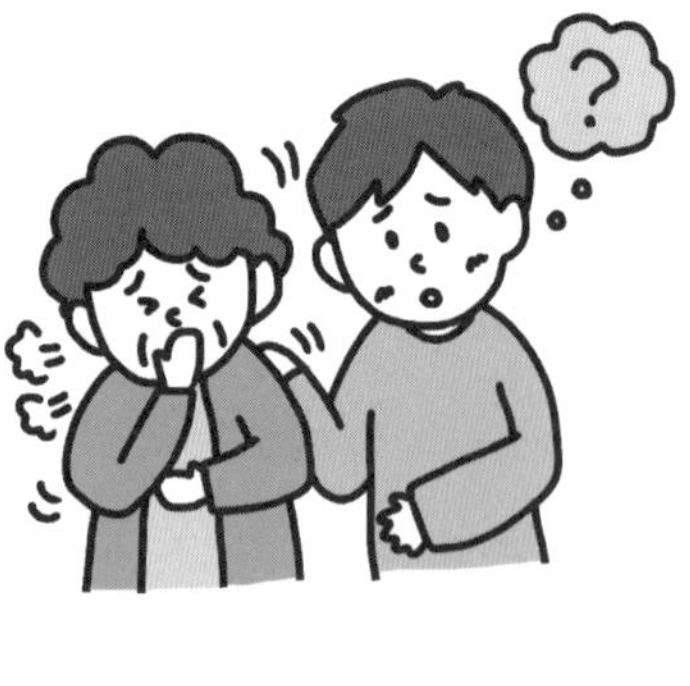

もちろん人体には、肺を異物から守るための機能が備わっています。異物は気道の表面を覆う粘液にキャッチされ、粘液とともに気道表面に生えた細かい毛（線毛《せんもう》）※1により口側に運ばれて、咳とともに痰《たん》として排出されます。線毛は長さ5～8㎛と短く、肉眼では見えませんが、鼻からのど、気管支にまでびっしり生えており、1秒間に10～15回ほど小刻みに動いています。

仮に異物がこれらの防御機能をくぐり抜けて肺胞に到達しても、体内をパトロールしているマクロファージや好中球など免疫担当の細胞に飲み込まれ、分解されてしまいます（貪食《どんしょく》）。さらにマクロファージで処理された異物の情報がリンパ球という細胞に伝達されると、リンパ球は抗体をつくったり、その異物を攻撃するタイプのリンパ球を増やしたりして対応します。

しかし、線毛は寒さや乾燥、喫煙、加齢などにより、運動が低下してしまうことがわかっています。全身を巡る血液から供給されるマクロファージやリンパ球なども、疲労や栄養不足、加齢などで全身の免疫機能が弱くなるとうまく働かなくなってしまいます。そして、このような免疫力が低下した状態でいると、肺に感染症（肺炎）を起こしやすくなるのです。

２０１９年の厚労省の統計によると、本邦の死因は上からがん（27％）、心臓病（15％）で、5位が肺炎、6位が後でお話しする誤嚥《ごえん》性肺炎です。5位の肺炎は「市中肺炎」ともいい、健康な老若男女、誰しもが発症する可能性があります。誤嚥性肺炎は、大部分が高齢者です。肺炎と誤嚥性肺炎とをまとめて「肺炎」

※1　線毛
線毛（繊毛）についてくわしくはp.62の加藤先生の記事参照。

と考えれば、10%となり、死因第3位ということになります。

健康な人でも油断できない市中肺炎

肺炎の中でも、通常の日常生活を送っている健康な人に起きる肺炎は「市中肺炎」と呼ばれます。原因となる病原体には細菌やウイルスがあり、細菌としては肺炎球菌が最も多く（肺炎球菌についてくわしくはp.52の長谷川先生の記事参照）、次いでインフルエンザ菌※2、肺炎マイコプラズマ、モラクセラ・カタラーリス※3などが上位を占めます。

普段健康な人でも、疲れや栄養不足などで体力が低下し、抵抗力（免疫力）が低下しているところにこれらの病原体が口や鼻から入り込むと、のど→気管→気管支→肺胞と進み、肺炎を引き起こします。日本では1年間で約130万人が市中肺炎を発症し、その約6割は65歳以上の高齢者といわれています。

市中肺炎の症状と診断

肺炎になると、どのような症状が出るのでしょうか。発熱、倦怠感《けんたい》（だるさ）、咳、痰、息切れなどの症状が現れ、とくに痰に色がついて黄色や緑色になったときは要注意のサインです（図表2）。これらの症状はかぜと似ていますが、このうちのひとつの症状だけでも、肺炎の可能性があります。

※2 インフルエンザ菌　当初インフルエンザの原因菌と考えられた細菌で、実際の病原であるインフルエンザウイルスとは違うもの。

※3 モラクセラ・カタラーリス　肺炎・副鼻腔炎・中耳炎などの原因となる細菌。肺炎の原因菌としては、肺炎マイコプラズマが若年者主体であるのに対して、モラクセラ・カタラーリスは高齢者や心臓病・糖尿病などの基礎疾患をもつ方で原因となりやすい細菌。治療はほかの菌と同様で、抗菌薬を投与する。

図表2　肺炎では咳などの症状が出る

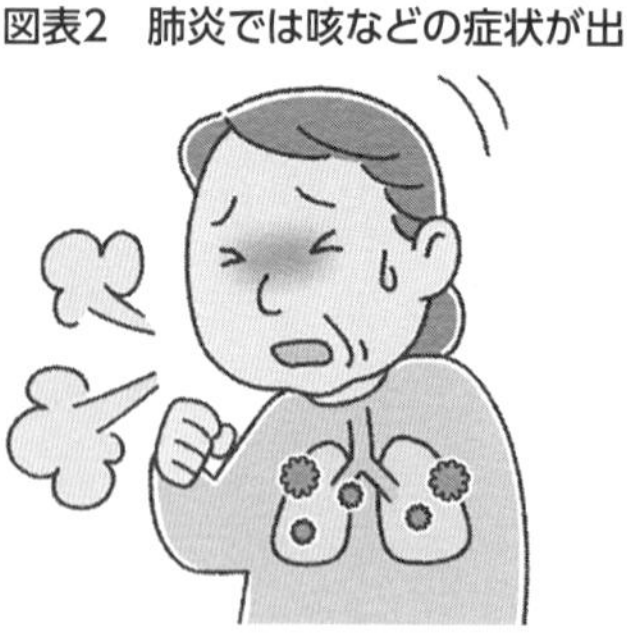

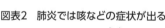

肺炎は医療機関で、胸部レントゲンや血液検査から診断されます。胸部CTも、肺炎の診断や程度を判断するのに有用です。市中肺炎の典型的なCT画像では、気道に沿った形で肺炎の陰影が認められます（写真1）。痰を検査に出すと病原体を特定できる場合があります。また、病原体の種類によっては、迅速に検査できるキットもあります。抗原を尿（肺炎球菌、レジオネラ）や、専用の綿棒でこすり取ったのどのぬぐい液（肺炎マイコプラズマ）から取って、調べます。ただし高齢者の場合は特に、体温が普段と変わらない、咳が少ないなど症状が軽く見えることがあるため、医療機関への受診が遅れることがないよう注意が必要です。※4

市中肺炎の治療

原因菌を抑え込む抗菌薬（一般的には抗生物質や抗生剤とも呼ばれます）を、点滴や内服薬で投与するのが基本です。抗菌薬の投与は、早ければ早いほど有効です。痰を出しやすくする薬（去痰薬）も、補助的な治療として有効です。

咳は病原体を排出するための身体の生理的な反応ですので、むやみに止めると病状を長引かせる危険性があります。しかし一方で、咳を1回すると約2kcalのエネルギーを消費するといわれており、咳が1日中続くと1千kcal以上を消費してしまうことになります。また、咳で思うように眠れないこともあるでしょう。激しい咳で体力消耗が著しい場合には、医師と相談しながら、一時的に咳止めの薬を服用して体力回復を図ることも大事です。また、加温、加湿、十分な休養が大切

写真1　肺炎のCT画像

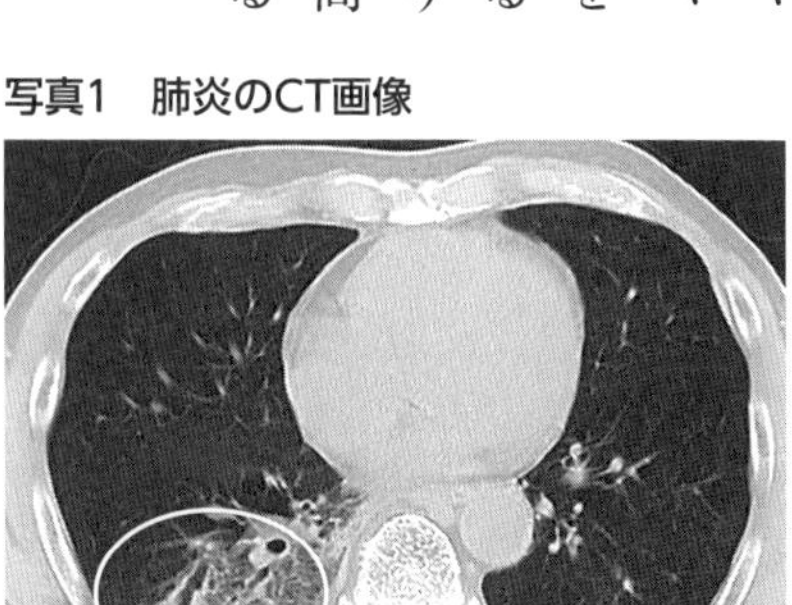

※4　一般的なかぜであれば、3～4日をピークに改善に向かいますので、それくらいの期間で改善する気配がない、または悪化傾向の場合は一度相談された方がよいでしょう。普段と比較して呼吸や脈拍が速い、食欲がない、活気がないなどの変化にも注意を。体温が36度台であっても、平熱より1度以上高ければ注意が必要です（普段の平熱を知っておくことが役立つ場合あり）。
　昨今は感染流行で直接の受診を躊躇されることが多いので、まずはかかりつけ医や最寄りの医療機関へ電話で相談を。

で、栄養不良や脱水があれば栄養と水分の補給も必要です。治療期間は軽症では1～2週間ですが、重症だと1カ月以上かかる場合もあります。

なお、ここでは市中肺炎の大部分を占める細菌性肺炎について述べていますが、ウイルス性肺炎ではインフルエンザウイルスを除いて特効薬がないのが問題です。

予防のために気をつけるポイント

市中肺炎を予防するには以下のような対策が重要です（図表3）。

①日頃から手洗いやうがいを徹底し、外出時にはマスク着用を

手洗いは水と石けんで洗う以外に、アルコール消毒液を使うとさらに効果的です。うがいはのどについた菌を洗い流すのに重要で、うがい薬がなくても、水だけで十分です。帰宅時、食事前後、寝る前などには、普段からガラガラうがい、ブクブクうがいを心がけましょう。マスクは一度使ったものは汚れていると考え、新しいものに交換しましょう。

②規則正しい生活をして、栄養・休養を十分とり、疲れをためない

栄養が不足すると免疫力の低下が起き、長期間それが続けば筋肉や骨の減少にもつながります。バランスの取れた食事を十分摂るようにしましょう。

【コロナウイルスによる肺炎】

細菌性が大部分を占める市中肺炎においては、ウイルスの関与は数%～20数%とこれまでに報告されています。インフルエンザウイルスが多く、ほかにライノウイルス、パラインフルエンザウイルス、アデノウイルス、RSウイルス、コロナウイルスなどが報告されていますが、実際に簡便に検査ができたり特効薬があるのはインフルエンザウイルスのみです。

コロナウイルスに関しては、主にかぜの原因で肺炎は少ないと従来考えられていた4種類のコロナウイルス以外に、新種のコロナウイルス感染症が近年出現しています。2002年の重症急性呼吸器症候群（SARS：サーズ）（03年7月に終息宣言）、12年の中東呼吸器症候群（MERS：マーズ）（流行は主に中東地域）に続き、19年末に出現した新型コロナウイルス感染症（COVID－19）は世界中で流行するに至り重症肺炎を引き起こすことが問題となっています。COVID－19の出現により将来的に市中肺炎の原因としてウイルスの割合がどの程度増加してくるかは、COVID－19に対するワクチンの普及率・有効性・効果持続期間、治療薬開発の有無などで変わってくるも

③禁煙

喫煙者に肺炎が起きやすいことは、以前より知られています。タバコの煙が気管支や肺を傷つけ、肺の免疫力を低下させてしまうからであり、禁煙はとても重要です。

④インフルエンザワクチンや肺炎球菌ワクチンの接種を

インフルエンザワクチンはインフルエンザ発病を約50％、肺炎球菌ワクチンは肺炎球菌による肺炎を約60％減少させると報告されています。肺炎球菌ワクチンは65歳以上のみなさんに推奨されていますが、接種率は約30～40％程度で、インフルエンザワクチンと比べるとまだまだ普及していないのが現状です。

飲み込む力が弱くなって起こる誤嚥《ごえん》性肺炎

高齢の方、神経の病気などで寝たきりの方、認知症の方、意識障害のある方などでは、ものを飲み込む機能（嚥下《えんげ》機能）が低下していることがよくあります。そのような方において、清潔が十分に保たれていない口の中で細菌が増殖し、肺に入り込んで起きる肺炎が「誤嚥性肺炎」です（図表4）。

嚥下機能が低下していると、口から食べたものや唾液《だえき》が本来入るべき食道でなく、気管から肺の方に誤って入ってしまうことがあり、これを「誤嚥」といいます。食事中に明らかにむせているような場合は、周囲から見ても誤嚥していると

のと思われます。

図表3　市中肺炎予防のためにしたいこと

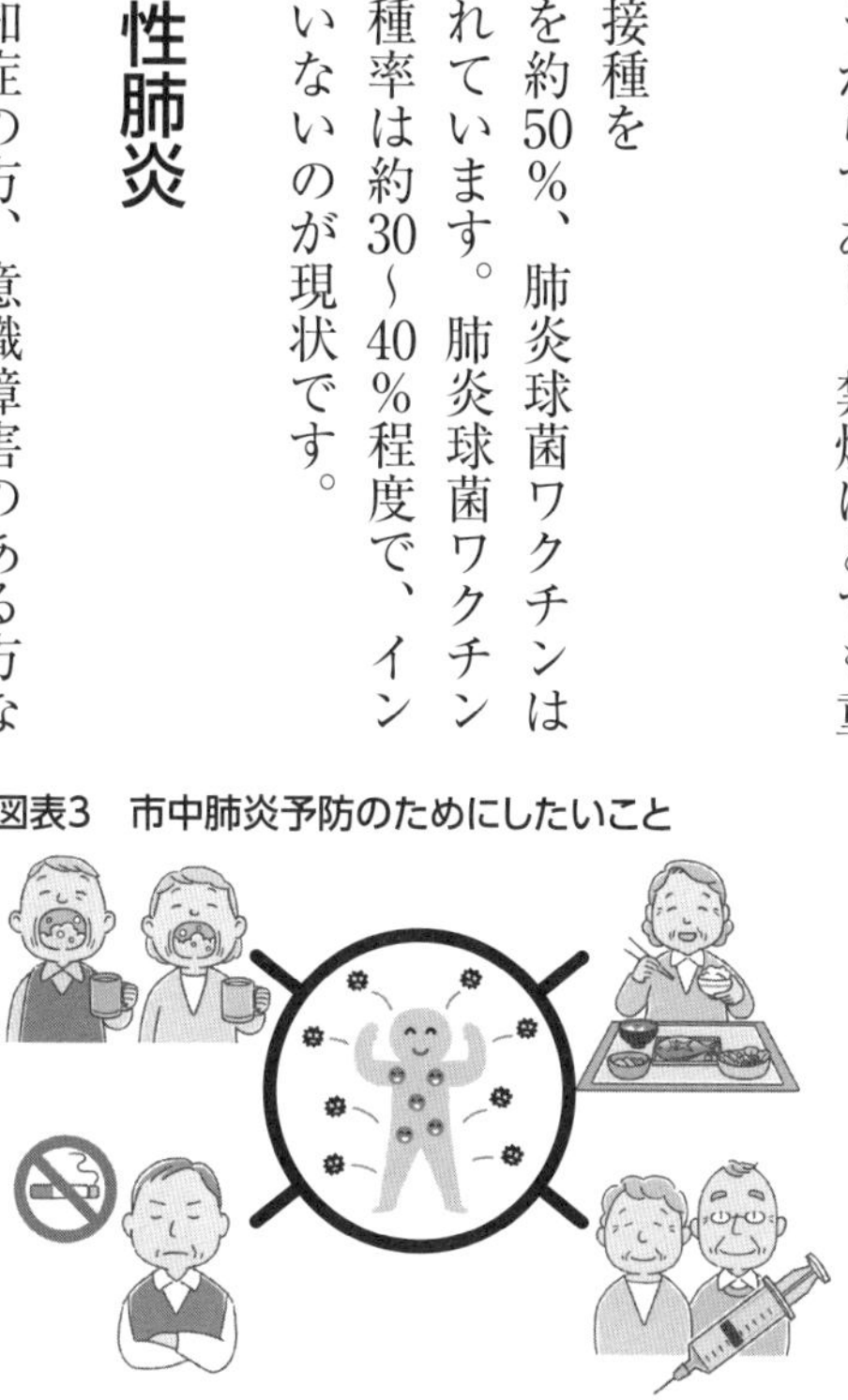

わかりますが（顕性《けんせい》誤嚥）、高齢で咳をあまりしない場合や、夜間睡眠中の場合には、本人も周囲の人も知らないうちに唾液や細菌を誤嚥します（不顕性誤嚥）。実際には、高齢者はよくこの不顕性誤嚥をくり返しています。

嚥下機能を厳密に調べる検査として、「嚥下内視鏡」、「嚥下造影」といった検査がありますが、これらは専門の設備がある病院で実施する検査です。より簡便に嚥下機能を推定できる方法として「反復唾液嚥下テスト」（写真2）があります。口の中が乾燥していない状態で、中指でのどぼとけを軽く押さえた状態のまま30秒間唾液を飲み続け、連続して何回ゴックンと飲み込めるかを確認します。のどぼとけが中指をしっかりと乗り越えた場合のみを「有効」としてカウントし、3回以上であれば、嚥下機能は正常と判定します。異常があればかかりつけ医を受診してください。

図表4　誤嚥性肺炎の仕組み

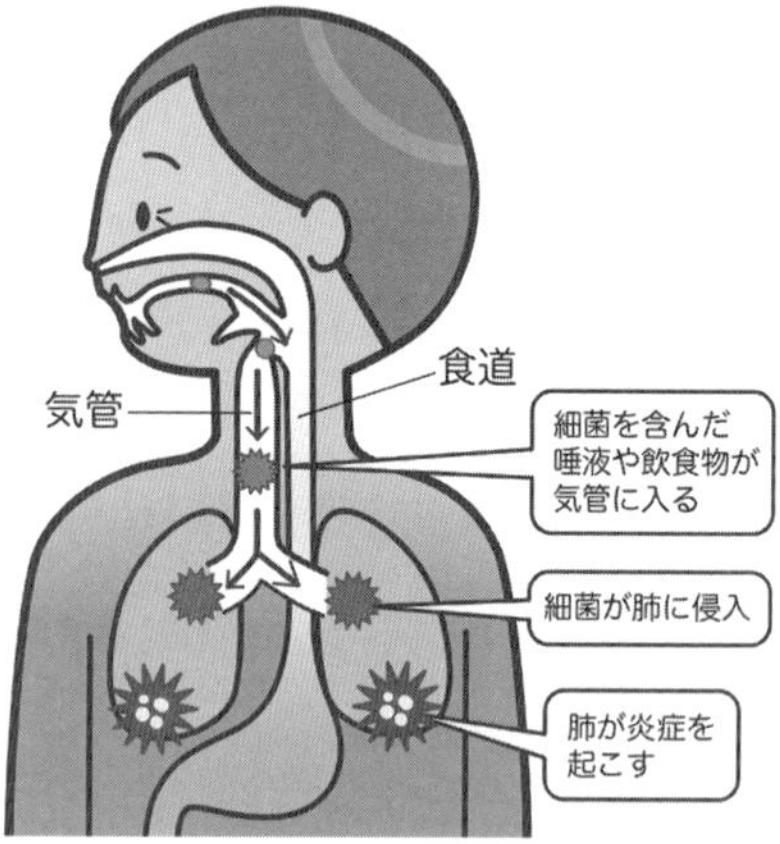

高齢者の肺炎の80％以上は誤嚥性肺炎

さきほど述べた不顕性誤嚥は、健常人でも夜間睡眠中に、わずかにみられることがありますが、肺炎までには至りません。その違いは何でしょうか。

急いで食べたり飲んだりすると、むせて咳をすることがありますね。これは異物を気管から排除しようとする「咳反射」の機能です。この咳反射が正常であれ

写真2　反復唾液嚥下テスト

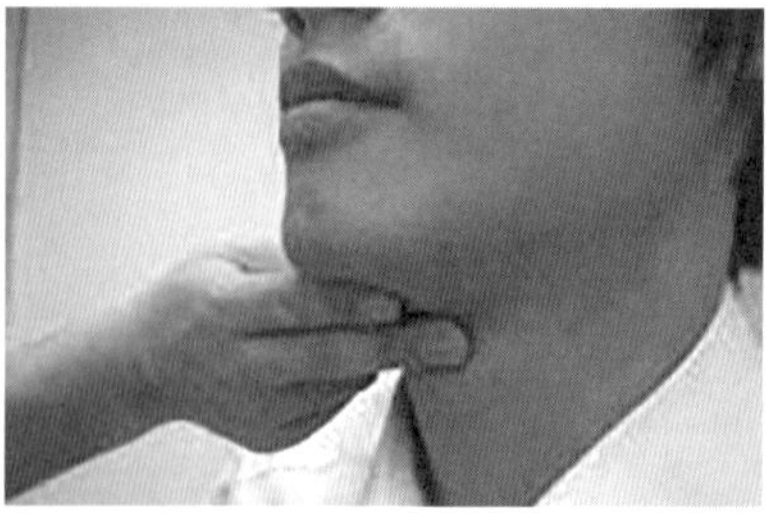

（NPO法人PDN HPより）

ば、異物が少量入ってきても排除することができ、肺炎には至りません。

しかし、高齢者や寝たきりの方では、嚥下機能だけでなくこの咳反射の機能も低下しています。食べ物や唾液とともに気管に入ってきた菌を排除できないために、誤嚥性肺炎になってしまうのです。別の言い方をすれば、むせて咳がしっかり出ているうちは、まだリスクは少ないといえます。

嚥下機能や咳反射の低下に、加齢・低栄養・全身衰弱などによる呼吸筋力や免疫力の低下が加わると、ますます誤嚥性肺炎を起こしやすくなります（図表5）。そのため70歳以上の方の肺炎は、約80％が誤嚥性肺炎です。加齢や全身衰弱が関与しているため、根本的な解決が難しいことに加え、いったん誤嚥性肺炎を起こすと気道が傷つき、ますます反射機能が衰えるという悪循環に陥ってしまうのも問題です。

高齢者の肺炎の非典型的な症状

肺炎といえば発熱、咳、痰が特徴的ですが、高齢者では、このような典型的な症状がみられないこともよくあります。食欲がない・元気がない・ボーっとしているなど、「なんとなくいつもと違っておかしい」だけのこともあります。肺炎とは予想せず病院を受診してみたら、誤嚥性肺炎が進行していたというケースもあるため、周囲の方も普段の様子を注意して見ていただくことが望ま

図表5　誤嚥性肺炎を起こしやすくなる要因

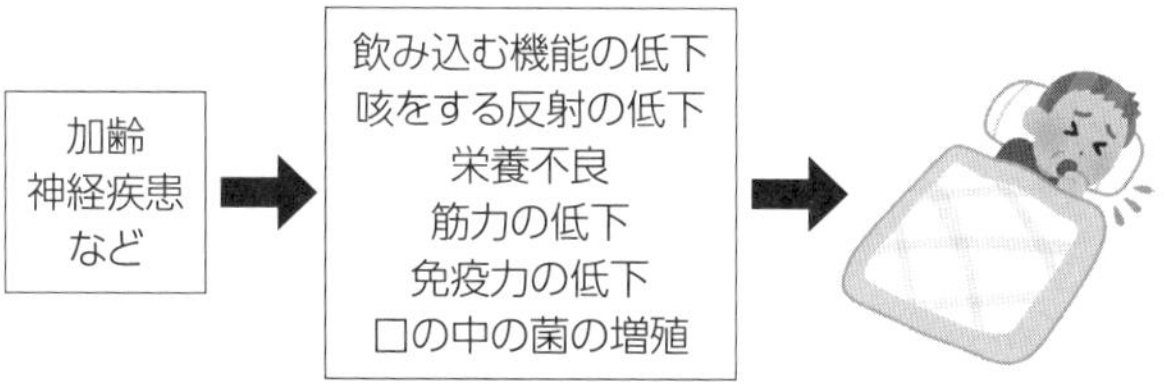

しいです。

医療機関を受診した際の検査は、市中肺炎と同様ですが、誤嚥性肺炎のCT画像では肺の下方や背中側に肺炎の陰影がより強く認められるのが特徴的です。[※5]

誤嚥性肺炎は予防対策が重要

誤嚥性肺炎の治療は、市中肺炎と同様に、細菌を抑える抗菌薬の投与が基本です。しかし、抗菌薬は菌に対しては有効であっても、低下した機能自体を回復させることはできません。ここが誤嚥性肺炎の問題点です。

しかも誤嚥性肺炎は再発する率が高く、誤嚥をくり返すことによって呼吸する筋力が衰えてしまうため、ますます咳や呼吸がうまくできなくなるという悪循環に陥ってしまいます。この悪循環を避けるため、治療中そして治療後も、誤嚥が慢性的にならないよう、次に挙げるような予防対策を行うことが重要です。

①歯ブラシや舌クリーナーによる口腔ケア

口腔内を清潔に保つことは、口の中の細菌を減らすのに役立つのはもちろんのこと、ブラッシングによって歯肉や舌へ刺激を加えること自体が嚥下機能や咳反射を改善すると考えられているため、非常に有効な予防法です。口腔ケア

図表6　いつもと様子が違う場合は要注意!

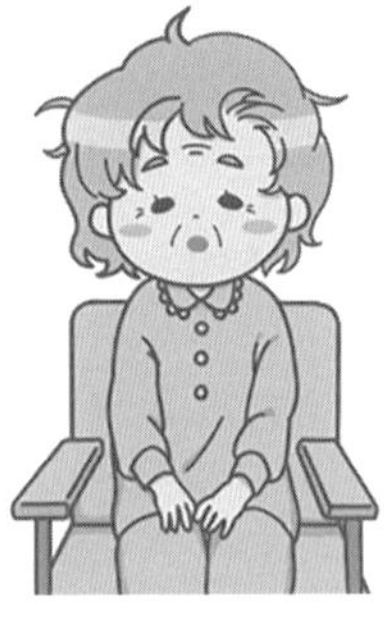

※5　誤嚥した食べ物や細菌は、通常は重力の方向に進んでいくため、座った状態では下方、仰向けに寝た状態では背中側に進んでいき、その部位に肺炎を起こします(ただし、市中肺炎でも背側に陰影を認めることはあるので、場所だけで誤嚥性肺炎と断定はできません)。

によって、誤嚥性肺炎のリスクは低下するといわれています。

②食事前のストレッチ

食事の際の誤嚥は食べ始めに起きやすいため、食事する前に発声や深呼吸、首や肩を動かすなどして、顔や首の筋肉の緊張をほぐすようにしましょう。

③食事の形態

誤嚥予防のためには、食事の形態を工夫することも重要です。ひと口の量を少なくする、やわらかく調理する、とろみをつけるなどの工夫をすると、誤嚥が起きにくくなります。

④食べ物の温度も重要

食べるものの温度による刺激も、感覚を活性化させ、嚥下を改善するのに有効といわれています。室温に近いような温度刺激の少ないものだけでなく、温かいまたは冷たい食べ物を、それにふさわしい温度を保って食べるようにして、温度の刺激を与えることも大切です。

⑤食事中・食事後の姿勢

背中を丸めた姿勢や、ベッドや椅子にもたれかかった上向きの姿勢で食べると、誤嚥を起こしやすくなります。イスに深く腰かけてやや前かがみの姿勢で、

【嚥下体操】

食事前の準備運動は「嚥下体操」と呼ばれます。

深呼吸(鼻から吸って口からはく)、首を回す、首を前後・左右に倒す、肩を上げ下げする、両手を頭上で組んで背伸びをする、頬を膨らませたりすぼめたりする、舌を出して戻す。これらを2、3回ずつくり返しましょう。

【嚥下しやすい調理の工夫】

よく煮る、蒸すなどして、口腔内でつぶしやすいやわらかさにしましょう。肉の筋や、野菜の繊維は断ち切っておきます。

やわらかいものの代表といえばおかゆですが、普通に炊いたごはんよりカロリーが低くなるので、高タンパクの食品と組み合わせるとよいでしょう。脂はのどのすべりをよくするので、肉は赤身より脂肪分の多いバラ肉のほうがスムーズにのみ込めます。卵もとろみをつけるのによく、温泉卵や半熟卵はおすすめです。ただし、固ゆで卵の黄身などパサつくもの、ひき肉や粉末状のきなこなど口の中でばらけるものは、誤嚥の原因になるので、あんかけにしたり、ゼラチンやクリームでとろみをつけるとよいです。サラサラした液体も、誤って気道に入り込みやすいので、市販のとろみ剤や片栗粉でなめらかにします。

あごを引き気味にして食事するようにしましょう（図表7）。

食後はすぐに横になると、胃に入った食べ物が上方に逆流して誤嚥を起こすこともあるので、食後2時間くらいはなるべく座った状態で過ごすようにつとめましょう。

高齢の方は特に、肺炎に気をつけましょう

日本では2007年に、65歳以上の人口が全人口の21％を超えて超高齢社会となりました。17年には27％となり、2060年には40％に達すると予想され、先進国の中でも群を抜いて最も高い高齢化率となっています。

17年の厚生労働省の統計によると、日本で肺炎のために死亡した方の98％以上が、65歳以上の高齢者です。さらに、高齢者の肺炎における問題点は、死亡率が高いことだけではなく、肺炎が改善しても、その後寝たきりになったり認知症になったりして生活が大きく変わってしまうことです。

高齢の方は、ここで説明させていただいたような肺炎の予防対策を、日頃から意識的に心がけましょう。

図表7　誤嚥性肺炎を防ぐ食事中の姿勢

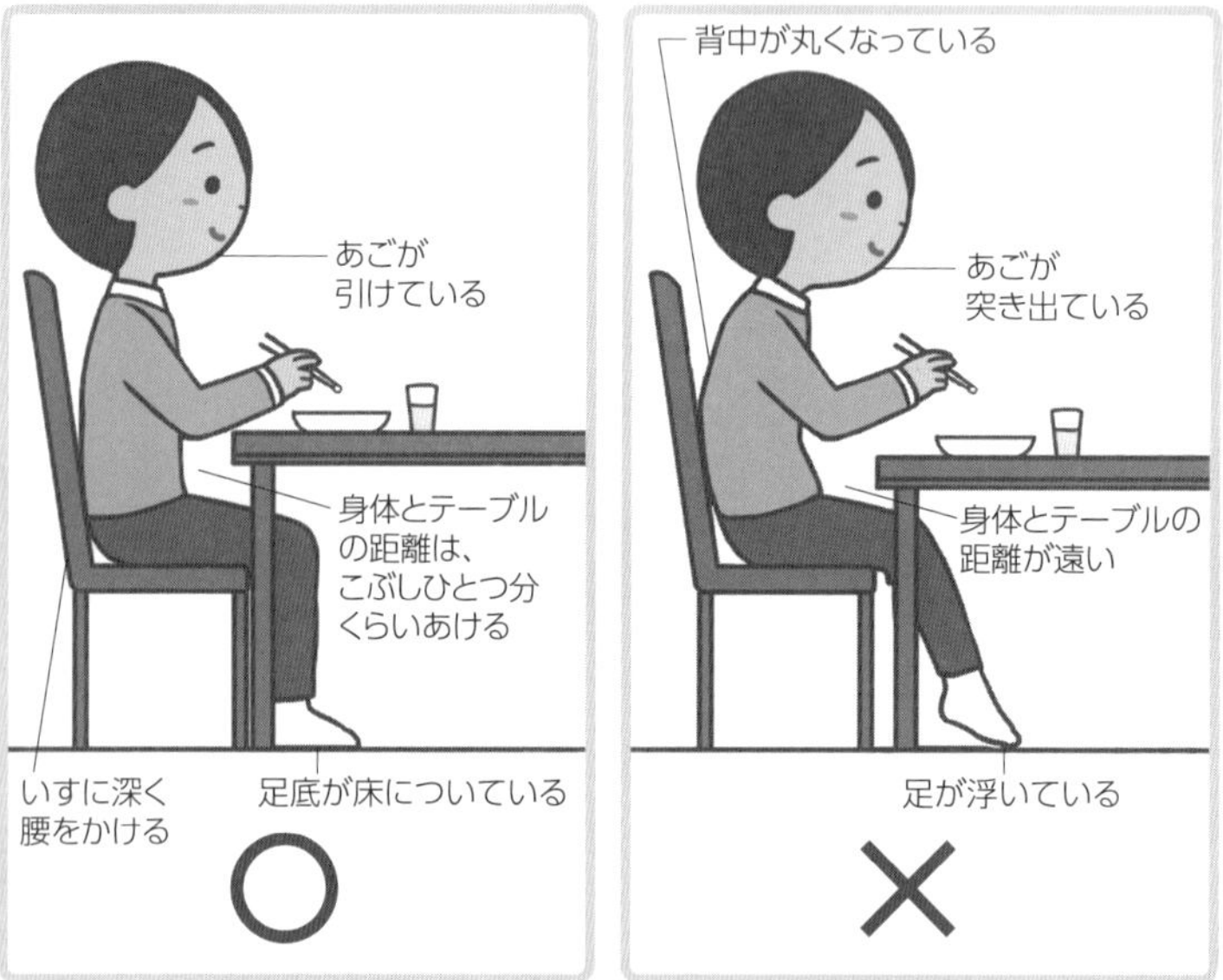
あごが
引けている
身体とテーブル
の距離は、
こぶしひとつ分
くらいあける
いすに深く
腰をかける
足底が床についている
○
背中が丸くなっている
あごが
突き出ている
身体とテーブルの
距離が遠い
足が浮いている
×

コラム
Column
1

介護施設のたくましさに触れる

看護学研究科高齢者看護学　准教授　原沢 優子

新型コロナウイルス感染症は、重症化するまでの期間がとても短く、流行がはじまった当初、医療者からも戸惑いの声が上がりました。高齢の方は特に重症化しやすく、死亡率も高いため、恐怖を感じられたことと思います。

本学の看護学実習にご協力いただいている介護施設でも、感染対策への緊張感は高く、早々に実習受け入れ中止の連絡が入りました。教育現場としては困ることですが、高齢者を守る観点では納得でした。

コロナ対応が長期化すると、新しい課題が生じました。家族との面会を制限される高齢者のつらさと感染対策との狭間で、介護施設の職員はジレンマを抱えます。教育現場でも、学生のニーズと感染症対策との間で心苦しく、業務量も増えました。施設の皆さんの苦労に比べれば…と自らを鼓舞する日々でした。

ところが、介護施設はたくましかった！早々に、デジタル機器を活用して家族面会を再開していました。入所者から「今はコロナだから、面会がテレビ電話よ！」と聞かされ、施設にいる彼らも社会情勢を把握し、社会とつながり、デジタルを活用していることを知りました。背後で支えている職員さん、すごい！

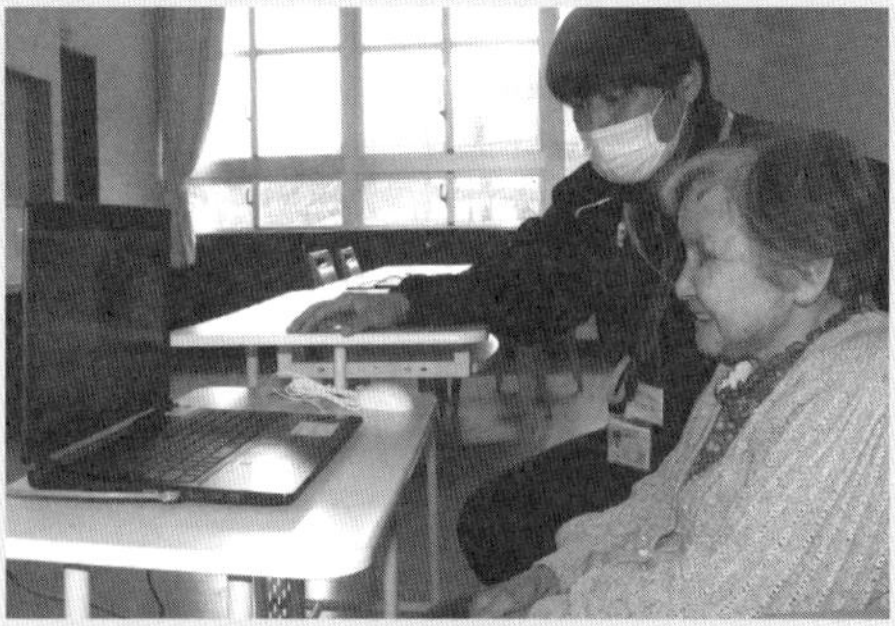

家族とオンライン面会する介護施設の女性

人生100年時代。5Gが始まり、VRや3D映像社会のさらに先は未知です。しかし、今の日本ならどこで暮らしていても、時代に沿って安全に暮らせる気がしています。

Ｗｉｔｈ細菌の世界　レンサ球菌の話を中心に

医学研究科細菌学　教授　長谷川 忠男

新型コロナウイルスの流行から、「Ｗｉｔｈコロナ」という言葉が現れましたが、ヒトは従来「Ｗｉｔｈ細菌」という世界に暮らしています。肺炎球菌とＡ群レンサ球菌を中心に、身近な病原菌についてお話しします。

わたしたちの生活はいつもＷｉｔｈ細菌

現在、テレビや新聞で毎日、新型コロナウイルスについての報道があり、これからは「Ｗｉｔｈコロナの世界」で生きていかなければならないといわれています。しかし、わたしたちはもともと、無数の微生物に取り囲まれて生活しています。新型コロナウイルスのように感染して重篤な肺炎を引き起こす微生物もいれば（ただし感染しても無症状のヒトもかなりいます）、納豆菌や乳酸菌のように、病気を起こさずヒトに利益を与えてくれる微生物もいます。

わたしは医学部の細菌学教室で、将来医療に携わる学生に対して、感染症を引

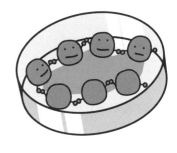

写真1　顕微鏡で見たA群レンサ球菌

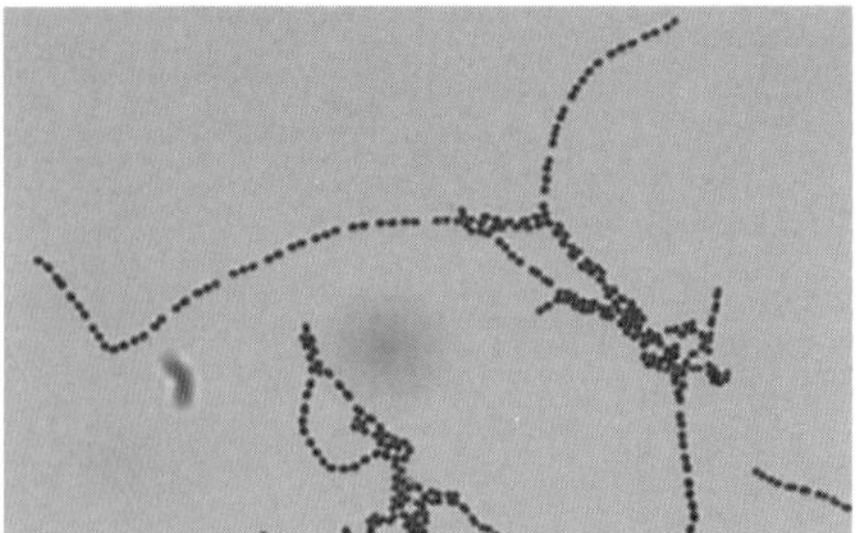

き起こす細菌に関する教育を行っています。どのような細菌がどのような病気を引き起こすのか、そのメカニズムは何か。診断、治療のもととなる細菌の特徴について講義をし、実習を担当しています。今回は大人も感染することの多い「肺炎球菌」と、わたしの研究テーマである劇症型感染症を引き起こす「A群レンサ球菌（溶連菌）」のお話をしたいと思います。

レンサ球菌と肺炎球菌

「レンサ球菌」は文字通り〝連鎖〟していて、顕微鏡で観察すると球状のひとつひとつの細菌が、鎖のように長く連なって観察されます（写真1）。鎖の長さは、菌によってさまざまです。レンサ球菌の仲間に分類される「肺炎球菌」に至っては、菌が2個ずつ、鎖というより双子のようにペアになっていて、「肺炎双球菌」とも呼ばれます（写真2）。

レンサ球菌には赤血球を分解する毒素をつくるものが多く、A群レンサ球菌を血液寒天培地※1で育てると、コロニー※2周辺の赤血球が溶かされ、ほぼ透明の環（完全溶血、β溶血）がはっきりと観察できます。A群レンサ球菌はこのため、「A群β溶血性レンサ球菌」あるいは「溶連菌」と呼ばれます。

肺炎球菌は溶血が不完全で、コロニー周辺の環は緑色を呈します（不完全溶血、α溶血）。レンサ球菌の多くは発育に十分な栄養が必要なため、ヒトや動物の体内でのみ生育可能で、一般環境中では生存できません。

写真2　顕微鏡で見た肺炎球菌

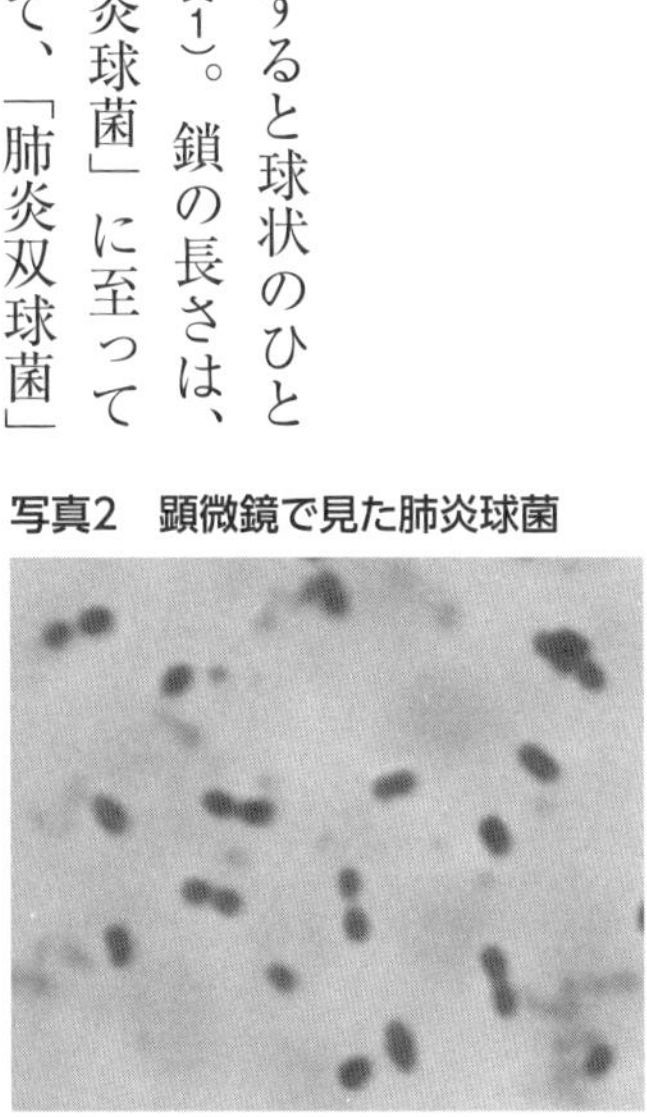

※1　**血液寒天培地**
細菌の増殖に必要な栄養分と羊の赤血球に寒天を加えて、シャーレ内で固めたもの。

※2　**コロニー**
細菌のひとつひとつは肉眼では観察できないが、培地上で増殖して数十万個以上になると、菌の塊として肉眼で観察できる。この塊を、コロニーという。

肺炎球菌は莢膜《きょうまく》によって分類される

日本人の死因の第5位は肺炎です（図表1）。肺炎による死亡数は、社会の高齢化とともに増加してきました。肺炎球菌はその中で、最も重要な原因となる菌です。

肺炎球菌はヒトの上気道に、一定の割合で症状を起こすことなく常在しています。インフルエンザ菌とならぶ中耳炎の重要な原因菌で、新生児期を除くあらゆる年代で髄膜炎の主要な原因菌でもあります。

肺炎球菌の表面には「莢膜」というカプセルのようなものがありますが、莢膜を構成する多糖体は病気を引き起こす最大の病原因子です。この多糖体は抗原として認識され、ヒトの身体はこれに対して抗体をつくり免疫反応を示します。どの抗体がつくられるか（抗原性）により、肺炎球菌の莢膜多糖体は90以上の型に分類されます。

ヒトは「貪食《どんしょく》」と呼ばれる作用によって細菌感染から身を守っていますが、莢膜を持つ細菌はこの貪食に抵抗し、ヒトの体内で増殖します。これが、〝病原性が高い〟ということのひとつです。

図表1　日本人の死因

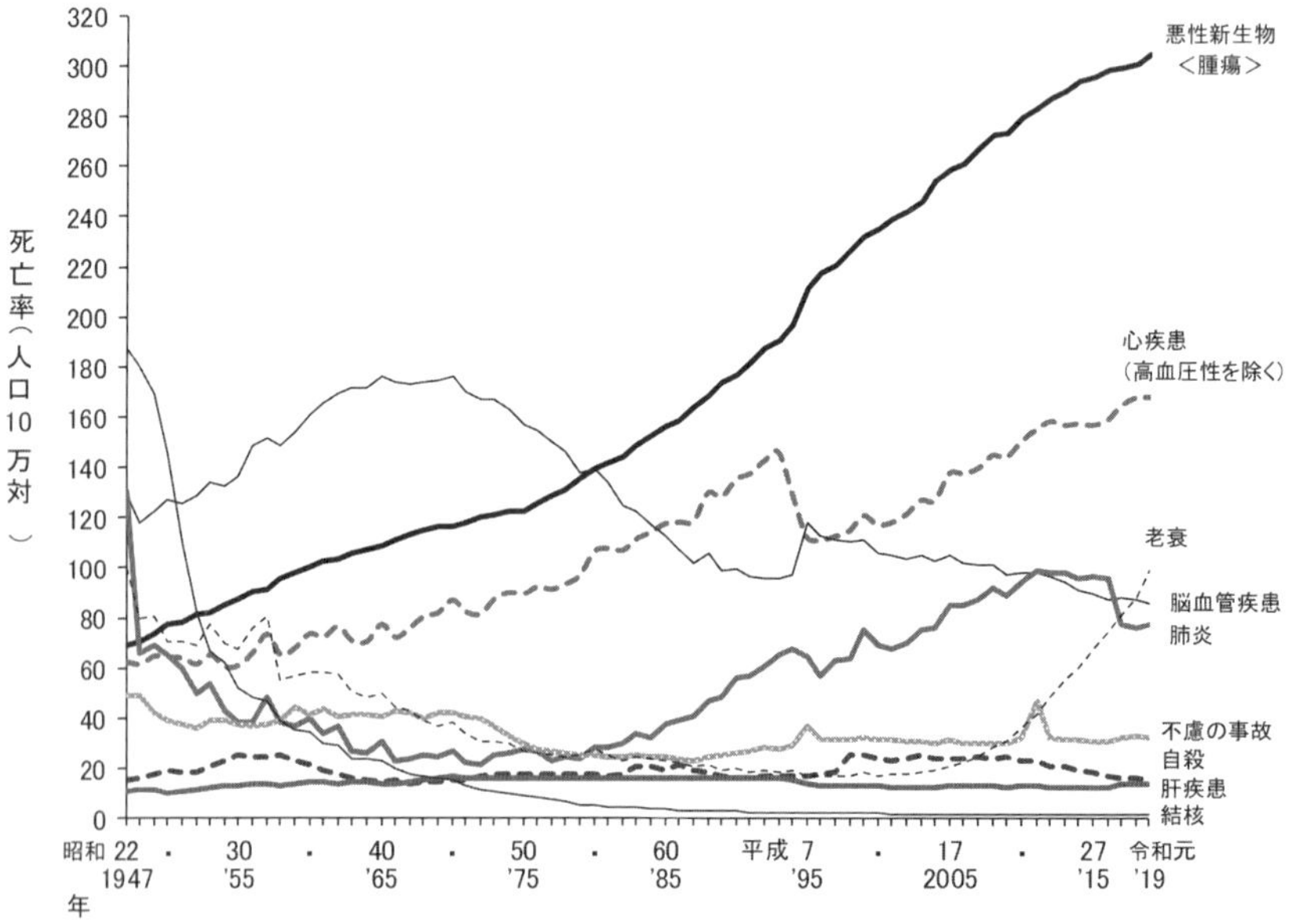

肺炎球菌の特徴として、ペニシリンという抗生物質に対する「薬剤耐性菌」があることを聞いたことはないでしょうか？　図表2は、以下のような事象を表したものです。莢膜のある菌は病原性が高く、莢膜のない菌には病原性がありません。莢膜があって病原性が高くとも、加熱して殺してしまえば病原性はなくなります。しかし、細菌[※3]を加熱して殺しても、細菌が持っていたDNAは残っています。肺炎球菌には、外からDNAを取り込みやすいという性質があり、莢膜のない細菌が、死んだ莢膜のある細菌のDNAを取り込むと、莢膜を持つ細菌に変化してしまう…というのが、図表2の（D）です。

この外からのDNAの取り込みは、自然界でも起きています。もともとペニシリンが効いていた肺炎球菌が、ペニシリンが効かない口腔内の別のレンサ球菌のDNAを取り込むと、ペニシリン耐性になるものと考えられています。

65歳以上の方は肺炎球菌の予防接種を

先に述べたように肺炎による死亡者が多いことから、肺炎球菌の感染に対してワクチンによる予防が行われています。分離頻度の高い23種類の莢膜多糖体に対するワクチンがつくられ、高齢者や基礎疾患のある患者さんに接種されています。2014年10月1日から、高齢者を対象とした肺炎球菌ワクチンが定期接種となっていますので、お住まいの自治体にお問い合わせのうえ、ぜひ接種されることをお勧めします。

図表2　肺炎球菌はDNAを取り込みやすい

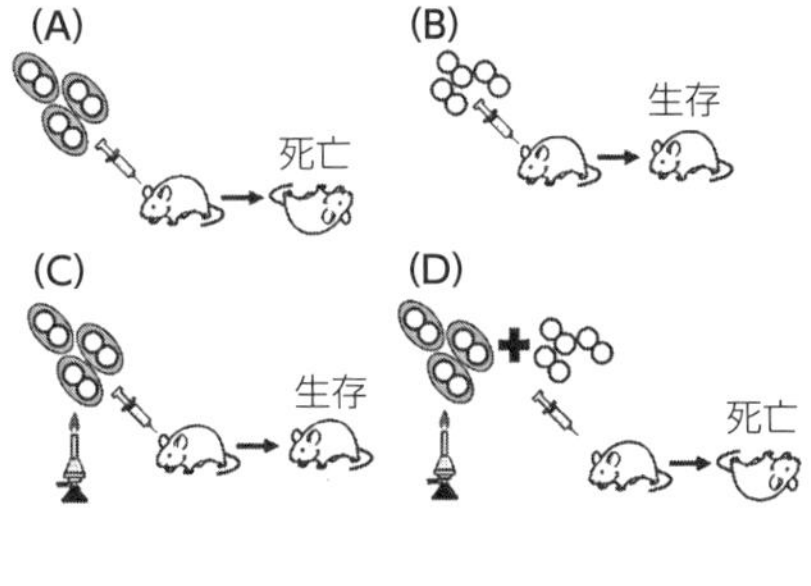

(A)カプセル(莢膜)で覆われた細菌をネズミに注射すると、ネズミは死ぬ
(B)カプセルがない同じ細菌をネズミに注射してもネズミは死なない
(C)カプセルで覆われた細菌を加熱して殺し、ネズミに注射してもネズミは死なない
(D)加熱して殺したカプセルで覆われた細菌と、カプセルがない細菌を混ぜて、ネズミに注射するとネズミは死ぬ

※3　肺炎球菌は加熱によって死ぬが、ぐつぐつ何時間煮ようが死なない細菌もいる。これらは「芽胞(がほう)」を形成する、特殊な細菌で、テロの際に使用される、炭疽(たんそ)菌や破傷風菌が有名。

肺炎球菌は、乳幼児にも重篤な感染症を引き起こすことがあります。しかし免疫が未熟な乳幼児では、大人用のワクチンで必要な免疫反応を引き起こすことができません。そこで、多糖体にジフテリア菌がつくる無毒化されたタンパク質を結合させることで、多糖体に対する抗体をつくることができるワクチンが開発されました。生後2カ月以上から接種できます。従来は7種類の多糖体に対するものでしたが、15年からは13種類の多糖体に対するワクチンとなり、使用されています。現在ではこの子ども用のワクチンも、高齢者や基礎疾患のある方へ使用されています。

A群レンサ球菌はどんな菌？

A群レンサ球菌は、ヒトの咽頭《いんとう》や皮膚などに常在します。この細菌が産生する「ストレプトリジンO（SLO）」と「ストレプトリジンS（SLS）」は、赤血球を溶かす溶血毒素として知られ、SLOに対する抗体ASOは、A群レンサ球菌の診断に利用されることもあります。

A群レンサ球菌は、そのほかにもさまざまな毒素を産生し、一部は「スーパー抗原」としても機能します。「スーパー抗原」は通常の抗原と異なり、数多くのヒトのリンパ球を活性化し、「サイトカインストーム」[※4]と呼ばれる体内の過剰な免疫反応を引き起こし、生体に傷害を与える恐ろしい毒素です。

※4　サイトカインストーム
ある種の細菌毒素タンパク質はスーパー抗原と呼ばれ、本来はヒトの免疫反応に有益に働くサイトカイン（ＩＬ－１、ＩＬ－６、ＴＮＦ－αなど）と呼ばれる因子の過剰産生を引き起こす。その結果、好中球や血液凝固のシステムの活性化、血管拡張などを介して、ショックや播種性血管内凝固症候群（ＤＩＣ）・多臓器不全が起きるのがサイトカインストーム。
新型コロナウイルス感染症においても、毒素によるものとは違うがこのサイトカインストームが起こっていることが示唆されており、その治療薬としてステロイド（副腎皮質ホルモン）が使用されている。

A群レンサ球菌は、小児の咽頭扁桃《へんとう》炎の最も重要な原因菌で、この菌による咽頭炎は感染症法[※5]の五類感染症（定点把握）になっています。感染について報告するよう指定された医療機関からは、年平均で数十万人の患者が報告されており、日本全体では毎年百万人単位の患者さんがいると推定されます。

A群レンサ球菌にかかったら、抗生物質は飲み切って

A群レンサ球菌の診断には、咽頭ぬぐい液中の抗原を免疫学的に測定する「迅速診断キット」が広く利用されています。治療には、抗生物質を適切な期間で投与します。医師が、症状が少し改善しても薬を飲み切るように指導するのは、「続発症」[※6]を防ぐためです。A群レンサ球菌が持っている抗原と、ヒトの臓器の抗原には類似したものがあり、長期間菌が身体の中に残っていると、自身の臓器を病原体と勘違いし、攻撃してしまうことがあるのです。体内に残存する菌を可能な限り少なくするため、抗生物質は飲み切ることが重要です。

続発症は適切な治療の普及によって、現在では頻度が低くなっています。肺炎球菌と違ってペニシリン耐性菌の報告はありませんが、マクロライド系抗生物質に対しては、肺炎球菌と同様に耐性菌の頻度が顕著です。

※5 感染症法では感染症は一類から五類に分類されており、五類感染症には梅毒や破傷風などの細菌感染症が含まれる。
対象の感染症は、医師が診断した際に届け出をすることで、発生や流行を探知することができ、まん延を防ぐための対策や、医療従事者・国民への情報提供に役立てられるが、すべての医師が届け出を行う感染症（全数把握）と、指定した医療機関のみが届け出を行う感染症（定点把握）がある。

※6 続発症
抗生物資によって菌が減少し、熱が下がるなど症状が改善しても体内には菌が残っている。この残った細菌に対して、ヒトが免疫反応を引き起こす結果出現するのが、続発症。咽頭炎が軽快して数週間後に出現する急性糸球体腎炎や、リウマチ熱といった病気がある。

増加する劇症型レンサ球菌感染症

A群レンサ球菌は、昔は小児に「猩紅熱《しょうこう》」[※7]といって非常に恐れられた病気を引き起こしていました。現在でも多くの小児に咽頭炎を起こしていますが、昨今は、適切な治療をすれば恐れるに足らない、と考えられるようになっていました。

ところが1990年頃より、非常に進行が早く重篤な症状を起こし、予後が悪い「劇症型レンサ球菌感染症」が出現し、再興感染症[※8]として再び注意喚起されるようになりました（感染症法五類感染症全数把握）。年々患者数は増加し、2019年には年間千名近い患者さんが報告されています（図表3）。

数年前には、増加傾向の事実をマスコミが報道して注目を集めたこともありました。のどに菌が存在していることから〝キスでもうつる〟[※9]という見出しで報道した週刊誌もありました。劇症型感染症の多彩な症状のうち、センセーショナルに取り上げられるのが筋肉の壊死《えし》で、「人喰いバクテリア」と呼ばれることもあります。治療としては、大量の抗生物質の投与と全身管理、壊死組織を取り除く「デブリドメント」[※10]と呼ばれる外科処置や、場合によっては四肢の切断が断行される場合があります。

図表3　増加する劇症型レンサ球菌感染症

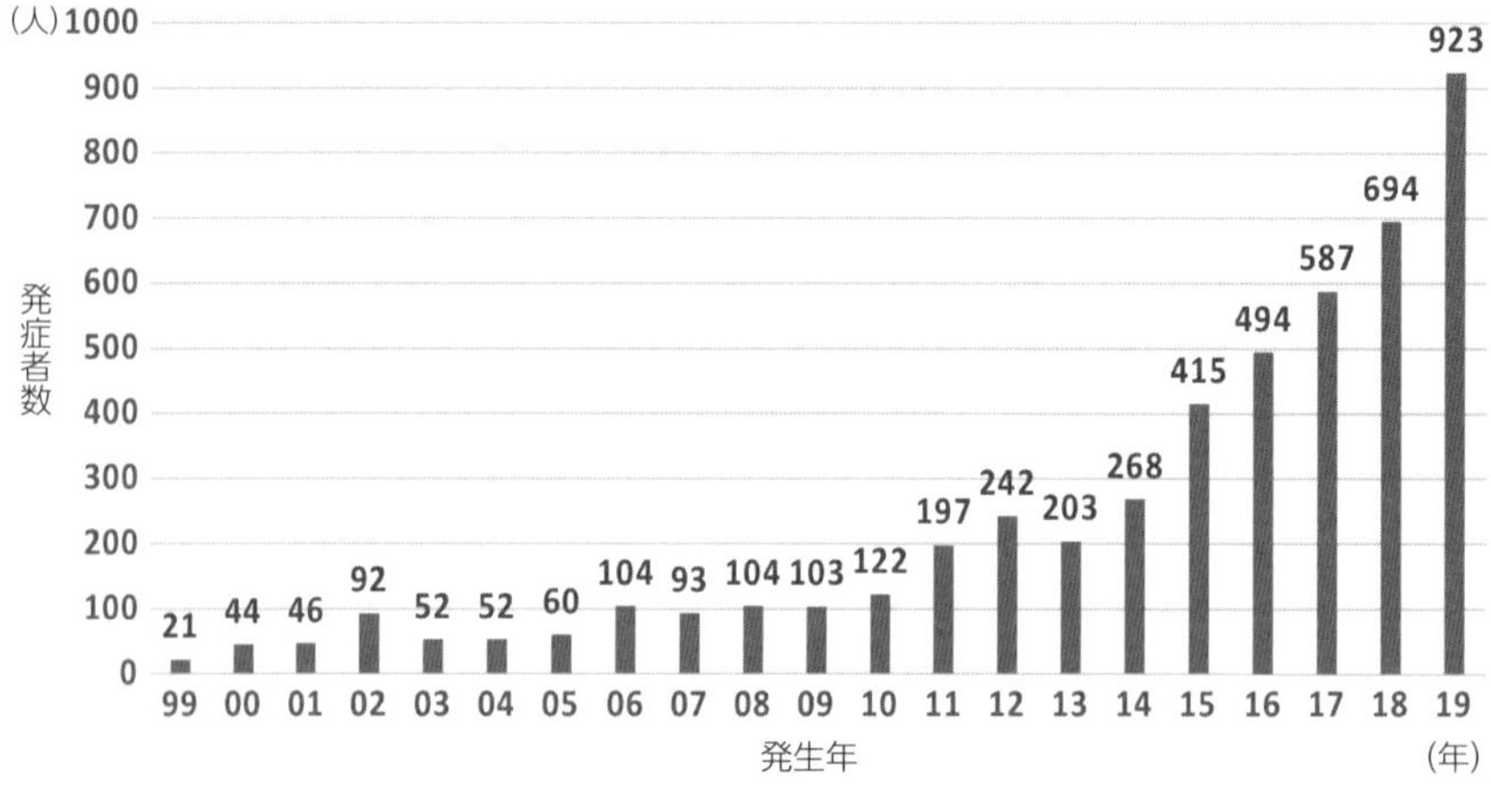

以下に、どのような患者さんがおられたか示します。いずれも進行が極めて速いことに注目してください。最初の症状に気づいてから数日で亡くなっています。

［症例1］58歳　男性（既往歴：糖尿病、心房細動、三尖弁置換術《さんせんべん》）

２００X年1月9日より咳、咽頭痛あり。発熱はなし。12日の夜、全身の倦怠《けんたい》感と関節痛が現れ、救急センターを受診。いわゆる総合感冒薬を投与されて帰宅するが、その後38・2℃の発熱があり、倦怠感も強く、翌朝再度受診。外来で待つ間に全身状態が悪化し、心肺停止。集中治療室入室となるも、同日死亡。

［症例2］71歳　男性（既往歴：不明）

２００Y年3月26日に、微熱と咳で近所の病院を受診。咽頭が少し赤くなっていたので、感冒薬（抗生物質は含まず）を投与される。28日朝より全身のしびれや血痰などで救急外来を受診。肺炎の診断で入院するも、同日午後、呼吸状態が悪化し、死亡。

［症例3］67歳　男性（既往歴：2型糖尿病、高血圧症、高尿酸血症）

２００Z年3月28日より発熱と手足の関節に痛み。30日に意識障害と呼吸困難を起こし、体がうまく動かせなくなる。腹部から下肢にかけては、紅い発疹が出現。来院後、精査により敗血症性ショックと診断し、ＩＣＵへ入室した。集中治療管理を行ったが、31日に死亡。

※7　抗生物質で治療できるようになり、1999年に伝染病としての届け出が必要なくなった。

※8　**再興感染症**　既知の感染症で、公衆衛生上の問題とならない程度に患者数が減少していた感染症のうち、再び流行し始め、患者数が増加した感染症のこと。

※9　この菌はのどにいるためにあまり知られていませんが、性感染症を引き起こすこともあります。風俗店に行った男性が「亀頭包皮炎」という疾患で泌尿器科を受診するケースもあります。

※10　**デブリドメント**　細菌増殖によって壊死した組織は、抗生物質が到達しがたく殺菌が困難。そこで、メスで患部の壊死組織を取り除く手術を「デブリードマン」という。「デブリドメント」とも。

ここに挙げた不幸な転帰をとった症例は、基礎疾患があり高齢の方々ですが、若くてまったく健康にしか見えない方が感染し、不幸な転帰をとる場合もあります。あまりに急激に進行するため、診察していったん帰宅してもらったのち、急変し亡くなり裁判になったケースもあります。また、時には妊婦さんが発症するケースもあります。

症例1や2では、いわゆるかぜの症状と見分けがつきません。現在は新型コロナウイルス感染症もあり、見極めは極めて困難です。高齢者の方、基礎疾患のある方はよくいわれているように、早期に医師の診察を受けるべきですし、医師もこの劇症型レンサ球菌感染症が存在するということを常に念頭に置いて診療にあたっていただきたいと考えています。

菌はあなたの周りに常にいることを認識して

レンサ球菌の仲間には、腸球菌や口腔内に存在するレンサ球菌もあります。今回は詳述しませんが、表皮ブドウ球菌、黄色ブドウ球菌といったブドウ球菌もヒトの体に常在しています。例を挙げ出すと数えきれないほど、膨大な種類の細菌がわたしたちヒトに共存していますし、環境中にも存在しています。

細菌感染症治療に使用される抗生物質が世界で初めて発見されてから、まだ100年も経っていません。それ以前の人々がどのように感染症に立ち向かっていたかを考えると、現代に生まれたわれわれがいかに幸運かと思わざるを得ません。抗生物質がなかった時代の先人よりは恵まれています。

劇症型レンサ球菌感染症の患者数が増加している理由には、医師にこの病気の存在が広く認知され、正確な診断がつくようになっていることもあると思います。このような病気があることを知っていて、早めに対処できれば、戦う手立てもあるでしょう。知識を持って、なんとか立ち向かっていかなければなりません。

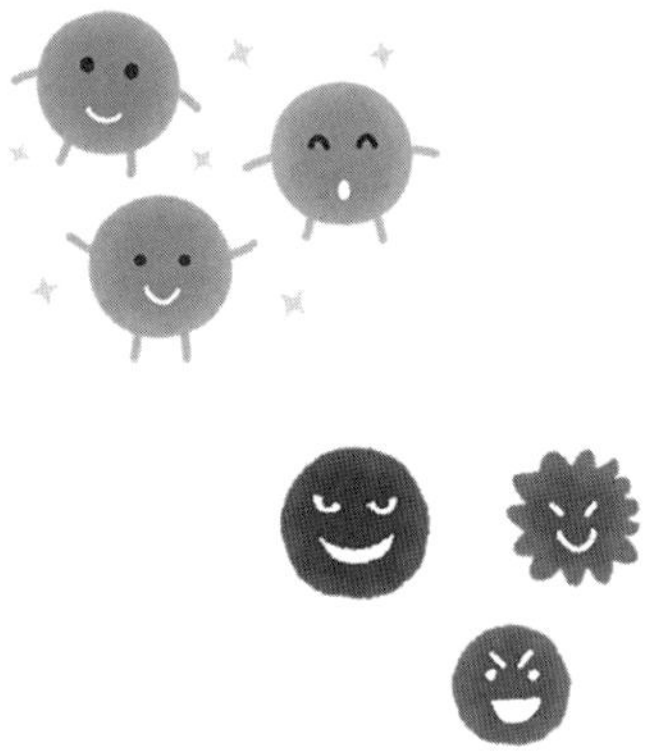

さまざまな病気に関わる繊毛《せんもう》

医学研究科細胞生化学　教授　加藤　洋一

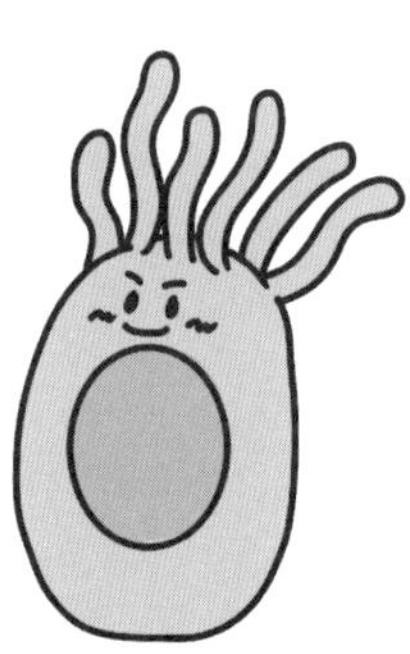

細胞から伸びる小さな毛「繊毛（線毛）」。気道にある繊毛には、病原体を排出し、感染症や肺炎を防ぐ役割がありますが、近年さらに、繊毛が肥満や糖尿病、がんなど、さまざまな病気に関わることもわかってきています。繊毛の重要性と関わりのある病気について解説します。

ヒトのほとんどの細胞に「繊毛」が生えている

「繊毛」という細胞の構造物をご存じでしょうか？「聞いたことないよ」という方もたくさんいると思いますが、冬になるとテレビでよく流れる、かぜ薬のCMを思い出してください。のどの中で、気道の細胞の上にたくさんの毛が生えている絵を見かけませんでしたか？あの小さな毛が、繊毛なのです。繊毛は外部から侵入する細菌やウイルスを、体内へ入らないように取り除いてくれています（図表1）。

図表1　気道の線毛の図

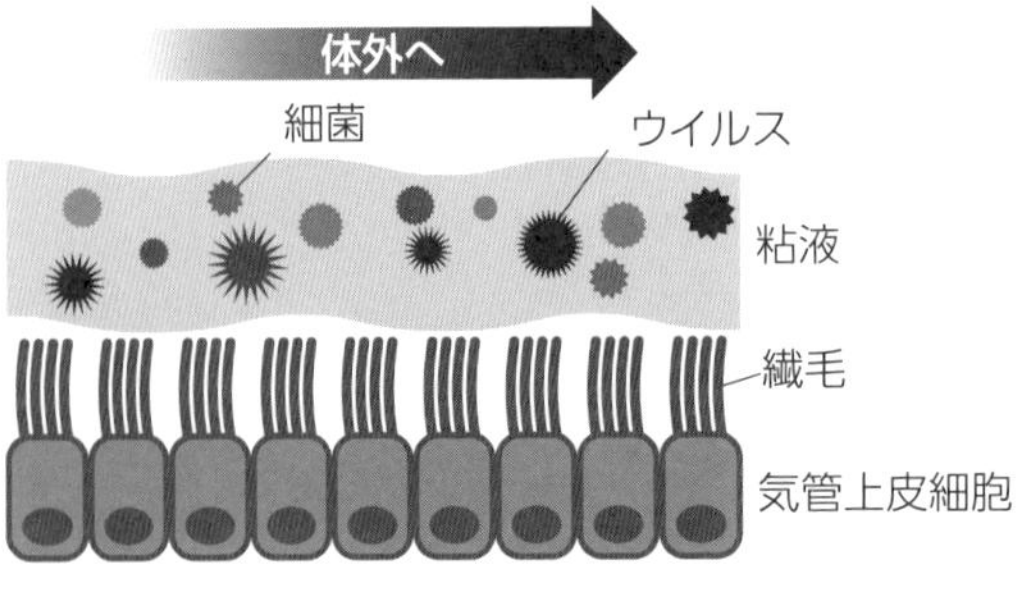

ヒトの体は約60兆個[※1]（体重60kgの場合）の細胞からできているといわれています。細胞はそれぞれ、核、ゴルジ体、小胞体など細胞内の構造物（「細胞小器官」と呼びます）から成り立っています。繊毛も細胞小器官のひとつで、細胞の表面から生えたアンテナのような形をしています（写真1）。見た目が「まつげ」のようであることから、英語では「まつげ」の意味もある〝cilium〟という言葉で呼ばれています。

ヒトの細胞は、ほぼすべてがなんらかの繊毛を持っていると考えられています。繊毛には「動く繊毛」と「動かない繊毛」があり、前者は前述した気道の繊毛のように自らの力で動き、異物を体から除去するような役割を担っています。後者は細胞表面から伸びるアンテナとして、外からの刺激を細胞内に伝える働きをしています。体の中では動かない繊毛を持った細胞が圧倒的に多く、動く繊毛は限られた器官でしか認められていません。

繊毛の大部分を占める動かない繊毛の存在は、1世紀以上前から知られていました。動かない繊毛は、最近まで単細胞生物（細菌など）から多細胞生物（ヒトなど）への進化の過程で、機能を失った動く繊毛の痕跡だと考えられていました。

ところが近年になって、ただの痕跡と思われていた動かない繊毛に、細胞の外からの刺激を細胞内に伝えるための大切な役割があることがわかってきました。さらに、「動かない繊毛」「動く繊毛」のいずれも、機能に異常が起こるとさまざまな病気が起こることがわかり、俄然《がぜん》、研究者の注目を集めるようになったので

※1 37兆個という説もある。

写真1　アンテナのような動かない繊毛

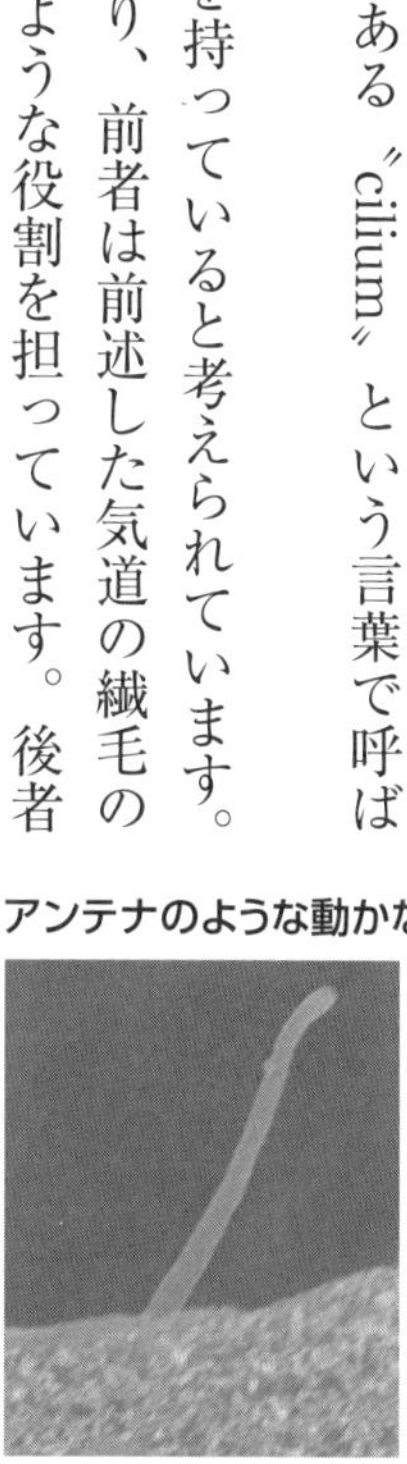

（名市大 嶋田逸誠講師より提供）

【繊毛はどのように発見されたのか】

動く繊毛は、1675年ごろに、〝微生物学の父〟レーウェンフックによって発見されています。19世紀に入り、光学顕微鏡の時代がやってくると、細菌や精子の鞭（べん）毛と比較観察され、動かない繊毛も「上皮細胞上に1本だけ生えているもの」として記述されました。その後、1950年代の中頃から導入された電子顕微鏡によって、繊毛のくわしい構造がわかるようになりました。

す。研究が進み、がんや糖尿病といった、多くの人に身近な病気との関連も報告されるようになってきました。

「動く繊毛」が動かなくなるとどうなる？

動く繊毛は大人の体内において、気道内の細胞、脳の一部の細胞（上衣細胞）、精子の鞭毛《べんもう》、卵管の細胞の4カ所で存在が報告されています。また、胎児の発育初期に一時的に存在する「ノード」と呼ばれる組織の中にも見つかっています。

　気道内の細胞に生えている動く繊毛は、自ら動くことで気道内の粘液の流れをつくり、その流れに乗せて、侵入してくる細菌やウイルスなどの微生物を体外へ排出し、微生物感染の危険性を減らす働きを持っています。精子の鞭毛の動きは精子が移動するために重要で、卵管の細胞の繊毛は、動くことで卵子を子宮内へ運ぶ役目を果たしています。脳の上衣細胞に存在する繊毛は、脳脊髄液の循環をつくっています。ノードの動く[※2]繊毛は、動くことによって、ノード内の体液の「左向きの流れ」を作り、内臓の左右の位置を決める役割を果たしています。

　これらの動く繊毛に異常が起こると、「原発性線毛機能不全症」（この「繊毛」は「線毛」と慣例的に記しています）という病気を引き起こします。発症頻度は、1万人から4万人に1人だといわれており、まれな病気と考えられています。

　この病気の患者さんは、動く繊毛がある部位に異常をきたします。気道では、

※2　ノード内の左向きの体液の流れが、ノードの左端にある「動かない繊毛」を押す刺激により、ノードの左側にだけ「ノーダル」という名前の遺伝子が発現する。このノーダル遺伝子は、胚（初期の胎児）の左側の「側板中胚葉」という部位に「Pitx2」遺伝子を発現させる。側板中胚葉の一部はやがて内臓に分化していくが、Pitx2遺伝子が左側だけで発現することにより、左が決まっていく。

※3　気管支拡張症
気管支の壁が壊れたり、弱くなったりすることで気管支が広がってしまった状態。気管支の広がった場所には細菌などが増殖しやすく、気管支炎さらには肺炎を引き起こしやすい。炎症をくり返すことで気管支はさらに拡張し、肺の機能がどんどん低下してしまう。

繊毛がつくる粘液の流れがなくなり、細菌やウイルスなど外部からの侵入者を体外へ排出することができなくなるため、肺炎や気管支炎を起こします。これがくり返し起きて悪化すると、気管支拡張症[※3]を合併します。時に副鼻腔炎や中耳炎を合併する場合もあり、慢性的な鼻づまりや耳鳴りなどを伴うこともあります。

精子の鞭毛が動かなくなると、精子は自力で卵へ到達することができなくなります。卵管の繊毛に異常が出れば、卵巣から排卵された卵は、精子と受精するために適切な場所へ運ばれなくなります。これらのことは、不妊症の一因となっています。

胎児では、発育段階で脳の上衣細胞の繊毛に異常が起これば、脳脊髄液が循環されなくなって、水頭症[※4]を引き起こすことがあります。ノード内の繊毛が動かなくなれば、内臓の左右の位置を決めることができなくなり、「内臓逆位」を引き起こします。内臓逆位とは、体内の左側に位置すべき心臓や脾臓《ひぞう》が右側に、右側にあるべき肝臓が左側にと、内臓の位置が鏡で写したように真逆になることをいいます（写真2）。このような内臓逆位の話は、時折ドラマなどの題材に使われるので、ご存じの方もいるのではないでしょうか。完全な内臓逆位が起こった場合は、健康上特に問題はなく、健常人と同様の生活が送れますが、不完全な場合には問題が生じます。たとえば心臓に出入りする血管だけが左右逆になってしまうと、重篤な心疾患の原因になります。

原発性線毛機能不全症[※5]の原因となる遺伝子は、すでに40以上がわかっています。

※4　水頭症　脳脊髄液の循環・吸収がなんらかの理由により異常をきたすと、脳脊髄液が入っている脳室内の圧が高くなる。これが引き金となり、脳室が異常に拡大（しない場合もある）した状態。これが原因で、さまざまな脳の障害が引き起こされる。

写真2　内臓逆位

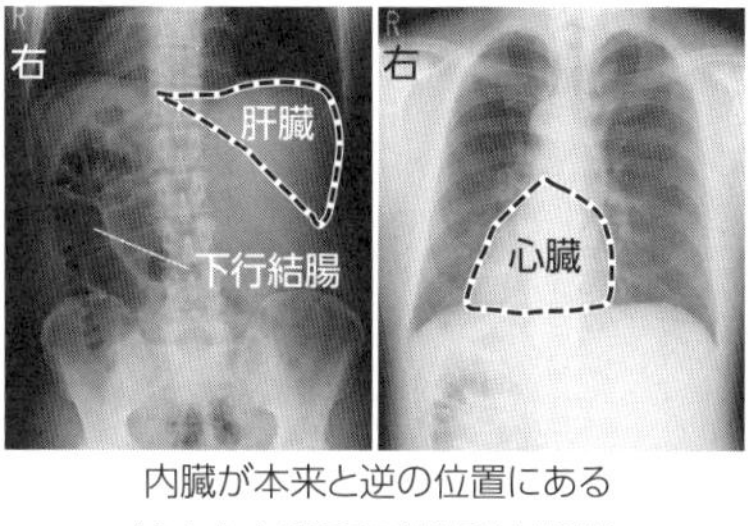

内臓が本来と逆の位置にある

（名市大 加藤秀章准教授より提供）

※5　現状では、原発性線毛機能不全症と診断されているケースの60〜70％でしか原因遺伝子が判明しておらず、まだ完全にすべての患者で原因がわかってはいない。家族歴を調べられないケースも多く、今のところは、「主に遺伝による」と考えられている。

興味深いのは、原因となる遺伝子の違いによって、症状の重篤さに差がみられることです。たとえば、遺伝子の異常が繊毛の動きを完全に止めてしまわない場合には、症状は比較的軽くなります。

ただし、症状が軽症のために、原発性線毛機能不全症であるにもかかわらず、見逃されて正しく診断されない可能性もあります。今後、さらに原因遺伝子の発見や病態の研究が進むことで、原発性線毛機能不全症の診断基準や診断方法が改良され、今は原因不明の症状で苦しんでいる潜在的な患者さんも、正しく診断されるようになることを期待しています。

動かない繊毛に異常が起こるとどうなる?

動かない繊毛は、「一次繊毛」とも呼ばれます。動く繊毛を持たないほぼすべての細胞が、動かない繊毛を持っています。動かない繊毛の長さは、1から10㎛で、1㎜のおよそ千分の1から百分の1ぐらいの大きさです。この非常に小さな細胞小器官が、実はみなさんの健康を維持するために大切な役割を果たしているのです。

動かない繊毛は、その形から想像できるように、細胞のアンテナのような働きをしています。細胞の外からさまざまな〝情報〟を、そのアンテナに乗った〝受信機〟で受け取り、細胞内に届けています。〝情報〟とはサイトカインやホルモンといった分子であったり、外部からの力であったりします。

※6 ACE2受容体(アンジオテンシン変換酵素2)
細胞膜にあり、血圧を下げたり臓器を保護する働きを持つタンパク質。コロナウイルスは、表面にあるとげ状の部位(スパイクタンパク質)の一部がACE2と結合することで、体内へ侵入する。ACE2は気道の上皮細胞の繊毛にあることが報告されており、気道におけるウイルスの侵入口と考えられている。

これは余談ですが、動く繊毛にも外部からの情報を受け取る機能が備わっています。今、世界中で問題になっているコロナウイルスの、細胞への入り口といわれている「ACE2受容体」[※6]も、気道内の細胞にある動く繊毛に存在していることがわかっています。

動かない繊毛は、ヒトの身体中の細胞で情報を受け取る重要な働きをしているため、動かない繊毛に異常が起これば、身体中の臓器でさまざまな異常が起こります（図表2）。前述の原発性線毛機能不全症も含めて、これらの異常を総称し「繊毛病」と呼びます。現在までに35種類の繊毛病が報告されています。

現在わかっている多くのケースは、子どもが親から受け継いだ繊毛に関わる遺伝子の異常が原因で、胎児の発育期からすでに異常が起こり始めます。胎児の脳が形成される過程で十分な数の神経ができなかったり、できた神経が正しい場所へ移動できなかったりして、脳の形成に異常をきたします。結果的には、精神遅延を伴う脳の問題を持った胎児が生まれてしまいます。

脳の形成異常のほかに、胎児の発育期に、目や四肢の指の数を含めた骨格の異常、肝臓・膵臓・腎臓の嚢胞《のうほう》

図表2

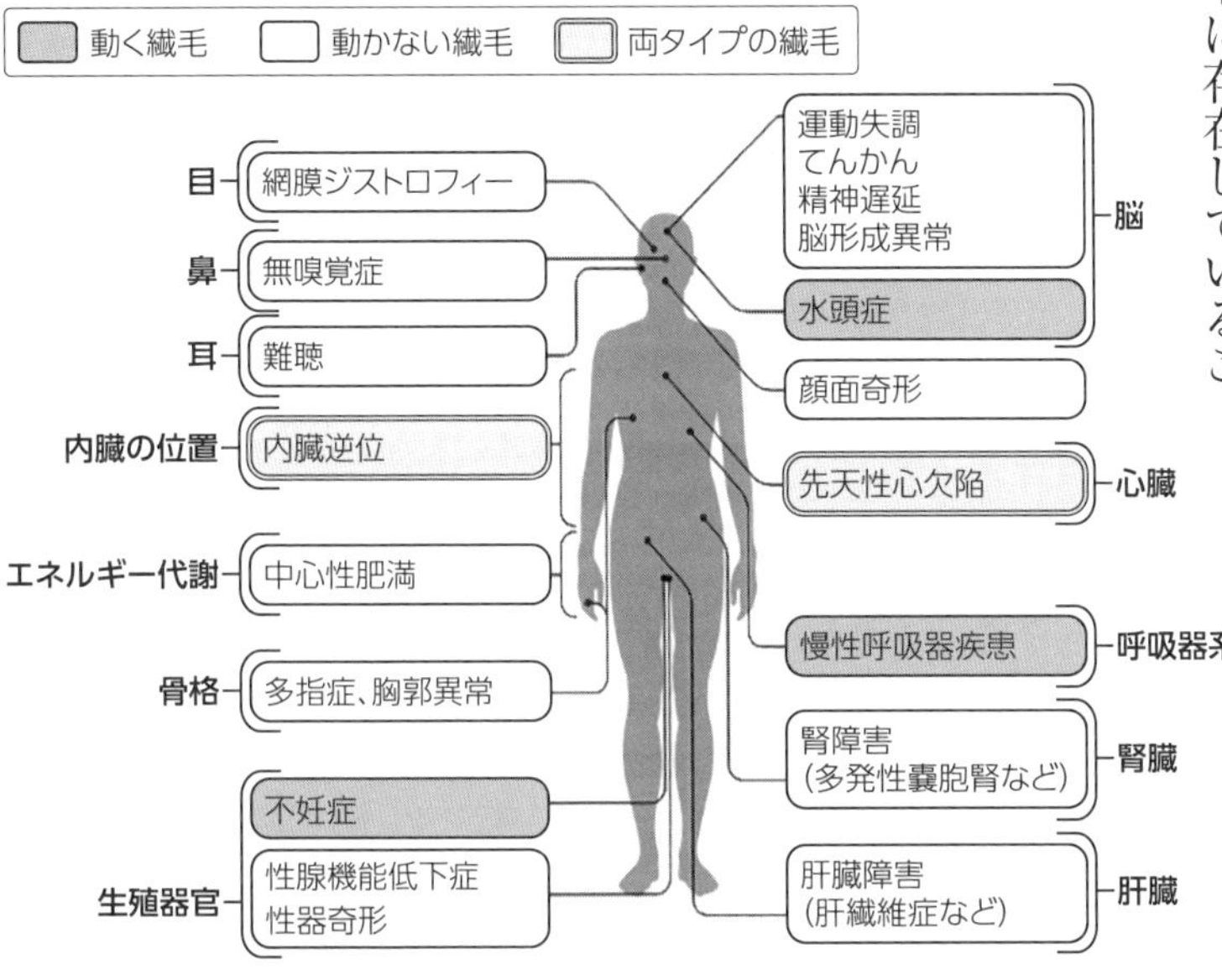

（液体の内容物が入った袋みたいなもの）といった病状も認められます。また、ある繊毛関連遺伝子を欠損した繊毛病患者は、肥満を示し、２型糖尿病を合併するリスクが高いことが報告されています。

動かない繊毛を構成するタンパク質は５００～８００種類あるといわれていますが、これらをつくる遺伝子のうち２００以上の遺伝子で、異常が生じると前述のような病状を引き起こすことが報告されています。動く繊毛と同様に、変異が認められる遺伝子によって、症状の重篤さや現れてくる病状はさまざまです。

これらの病態がどのように起こるのか、まだメカニズムがはっきりわかっていないものが多く、今後の研究によってひも解かれていくことが期待されています。たとえば腎臓に発生する多発性の嚢胞は、症状が徐々に進行し、最終的に腎臓が機能不全に陥り、腎透析や臓器移植などが必要になる場合があります。嚢胞の形成を止める、または遅らせる安全な治療法を開発することができれば、この病気の患者のＱＯＬは大きく向上することでしょう。

繊毛と身近な病気

近年のゲノム解析技術の進歩により、病気の原因を探るために患者の全ゲノムを解析し、その病気に関わる遺伝子の変異や遺伝子のバリエーション[※7]を

【開発が望まれる腎嚢胞の治療薬】
腎嚢胞の治療薬として、すでにバソプレシンV2-受容体拮抗剤が実用化されています。ただ、使用には使用制限があり（使用は、腎容積がすでに増大しており、かつ腎容積の増大速度が速い常染色体優性多発性嚢胞腎である場合に限られています）、まだ腎嚢胞の初期段階から使用できる治療薬は開発されていませんし、それに関する情報もまだありません。

※7　遺伝子のバリエーション
たとえば、Aさんは父親由来のX遺伝子と、母親由来のX遺伝子の、２つのX遺伝子を持っています。この２つの遺伝子間でDNA配列を比較すると、まったく同じではないことがあります。これを専門的には「遺伝子多型」といい、ここでは「遺伝子のバリエーション」と呼んでいます。
これらの異なるDNA配列のX遺伝子から作られるタンパク質はさまざまで、機能や産生量に大差がないこともあれば、病的ではないものの多少の違いがある場合もあります。当然のことながら、Aさんとまったく血縁のないBさんもAさんとは異なるDNA配列のX遺伝子を持っている可能性があります。近年これらのDNA配列の違いの中に、ある病気に罹患するリスクと関連するDNA配列の違いが存在していることが、わかってきています。

見つける、という手法が取れるようになりました。食生活の乱れや運動不足が原因の肥満は、糖尿病や脂質異常症など、生活習慣病を促進する因子のひとつですが、肥満の原因についてもゲノム情報から理解しようとする研究が進んでいます。

これらの研究結果から、繊毛の機能に関連深い遺伝子の変異やＤＮＡ配列のバリエーションが、肥満と関連していることが示されました。たとえば、脳内の限られた繊毛にあることが報告されているＭＣ４Ｒ（４型メラノコルチン受容体）は、体内に十分なエネルギーが蓄積されていると、食事を摂りたい欲求を抑制し、過剰なエネルギーを摂らないよう調整していることがわかっています。英国バイオバンクに登録されている５万人分のサンプルを対象に行われた全ゲノム解析による研究では、ＭＣ４Ｒを恒常的に活性化しているタイプの遺伝子バリエーションを持った人は、ＢＭＩ（体型指数）が低く、肥満と２型糖尿病のリスクが少ないと報告されました。同様のゲノム解析で、肥満や２型糖尿病を抱えている人の遺伝子に、繊毛の機能に関連する遺伝子のバリエーションが発見されています。

また、２型糖尿病と繊毛の関係では、近年興味深い研究結果が報告されています。体内で糖の代謝をコントロールしているインスリンは膵臓で産生されていますが、この膵臓の組織で認められる遺伝子の発現を、２型糖尿病と診断された32名と、そうでない１７０名を対象に調査しました。その結果、２型糖尿病患者では、繊毛をつくるのに関連のある64遺伝子の発現※8が低下して

※8 遺伝子が発現しているとはつまり、細胞がそのタンパク質をつくる準備をしているということ。具体的には、DNAに載っている遺伝子の情報からタンパク質を産生する段階で、DNAを鋳型に遺伝情報が載ったメッセンジャーRNAが作成されることをいう。DNAに載っている遺伝情報は、どの細胞でも同じだが、「遺伝子の発現」の状況、つまりあるタンパク質をつくるかどうかは、個々の細胞や個々の臓器で刻一刻と変わり、後天的な条件で変わってくることもある。

上記の2型糖尿病の研究結果からいえることは、2型糖尿病患者の膵臓の細胞の中では、繊毛をつくる部品が足りず、繊毛に異常が存在する可能性が高いということ。遺伝子変異によって先天的に膵臓で繊毛がつくられないのではなく、後天的ななんらかの要因で、繊毛をつくる部品の一部が2型糖尿病患者の膵臓の細胞では不足していることを意味する。

後天的な要因で繊毛に異常が出るケースとして、タバコを吸う人では繊毛を持つ気道の細胞が減る、という報告もある。

いることが報告されました。つまり、2型糖尿病患者の膵臓では、後天的な要因で繊毛がつくられなくなっている可能性が高いのです。

これまで、繊毛病患者にみられる肥満や2型糖尿病のメカニズムは、先天的な繊毛の異常に関連づけて理解されてきました。しかしながら前述のような研究は、後天的な要素が原因で起こってくる肥満や2型糖尿病においても、繊毛の機能がなんらかの関連を持っている可能性を示しています。

前述のように、繊毛は外からの刺激を細胞の中に伝えています。細胞内に伝えられた情報は、細胞の増殖、分化、移動を制御していることが知られています。繊毛の異常によって起こるこれらの機能不全は、がんの形成や進行において重要な役割を果たしていることが示されてきました（図表3）。

また、繊毛をつくること、または壊すことを制御する遺伝子の発現が、さまざまながんの組織の中で正常とは異なっていることもわかっています。このため、がん組織では、繊毛を持った細胞の数が正常と比べて優位に増加または減少していることや、異常に短いまたは長い繊毛を持った細胞を認めることが報告されています。実際に、膵臓がん、腎臓がん、卵巣がん、黒色腫、神経膠《こう》芽《が》腫《しゅ》、乳がんで、異常な形態の繊毛が報告されています。

繊毛とがんとの関連が明らかにされつつある中、繊毛をがん治療に応用できないかという試みも行われています。たとえば、化学化合物によってがん細胞に強制的に繊毛を作ることで、がん細胞の増殖が抑えられたという研究データも報告

図表3

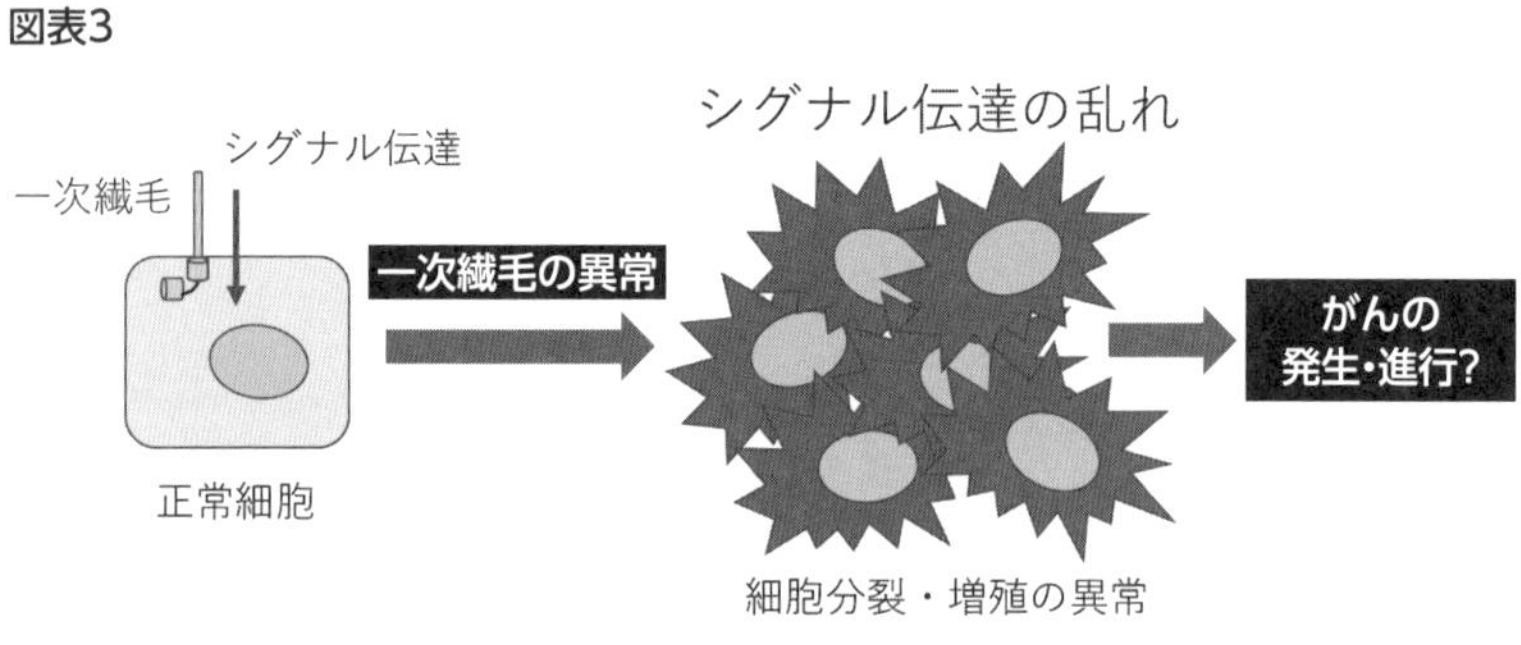

されています。これらの報告はまだまだ研究段階で、がん治療に応用できるという十分な確証は得られていませんが、今後の研究に期待される分野であると思います。

繊毛はこのように、先天的な異常によって病気を引き起こすだけでなく、後天的な要因で起こった繊毛の異常も、さまざまな病気を引き起こす原因となっている可能性があります。糖尿病、がんなど身近な、誰でも罹患する危険性がある病気と繊毛の関係は、今後興味深い研究分野のひとつになるのではないでしょうか。

アルツハイマー型認知症にならない、負けないための生活習慣

名古屋市立大学　名誉教授／大同病院総合内科　顧問　小鹿　幸生

アルツハイマー型認知症の発症や進行には、血管の障害やストレスが関与しています。その仕組みと、予防のためにできること、また介護ではどのような点に気をつけるべきかについてもお話しします。

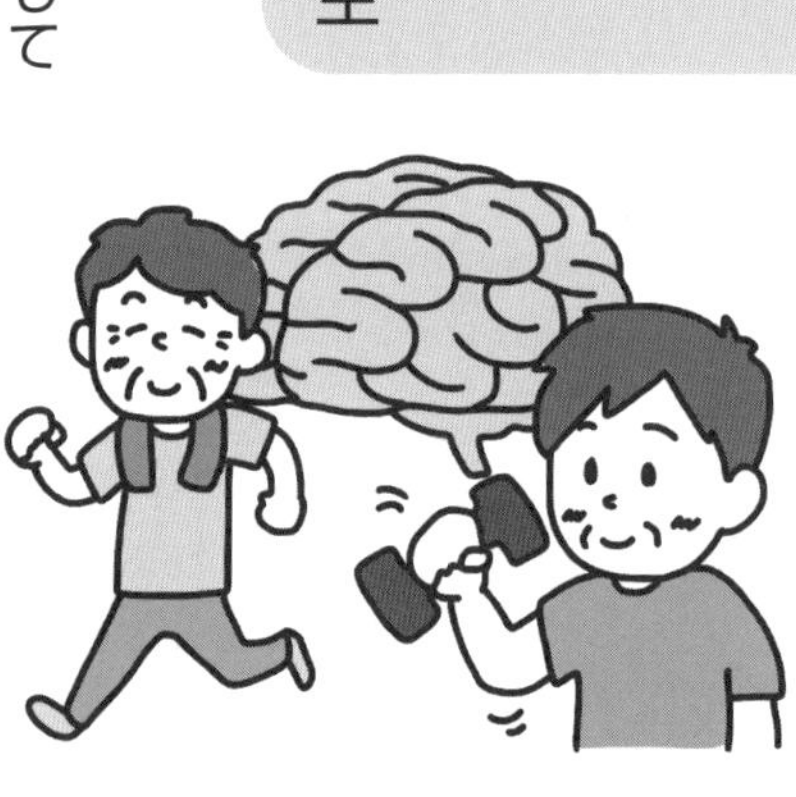

アルツハイマー型認知症とは

認知症を示す病気はいろいろありますが、日本では「アルツハイマー型認知症」が認知症患者の約70％を占めます。脳に病変ができるアルツハイマー型認知症は、加齢とともに増加し、もの忘れ（記憶障害）のほか、計算能力や注意力など複数の脳機能も徐々に障害され、生活に支障が生じるようになります。

65歳、女性の軽症アルツハイマー型認知症患者さんの実例を紹介します。

・60歳のときに父親の遺産相続争いになり、1年以上悩んでいた。

・62歳頃からもの忘れが始まり、置き忘れをときどきするようになって、その回

数が徐々に増えた。
・64歳頃には季節感もなくなり（季節の見当識障害）、真夏に冬の服を着ていることがあった。
・65歳、来院数日前に買い物に出かけて帰り、家に入ろうとしたが玄関の鍵の暗証番号を忘れ、夜遅くまで玄関に座って夫の帰りを待っていた（判断障害による生活障害）。

この患者さんに認知症の検査（ミニメンタルステート検査：MMSEなど）を実施すると、特徴的な障害パターンが認められました。３つの単語（みかん、電車、さる）を覚えてもらい、１～２分後に先ほど覚えた３つの単語を尋ねると、忘れて答えられません（短期記憶障害）。さらに、日時や季節の感覚、計算など複数の能力にも障害がみられました。一方、古い記憶（住所の記憶など）や言ったことをオウム返しにくり返すこと、読書、書字、簡単な図形の模写、簡単な行為（紙を２つに折る）などには異常がありませんでした。

このように、アルツハイマー型認知症の患者さん

図表1　大脳の機能分布

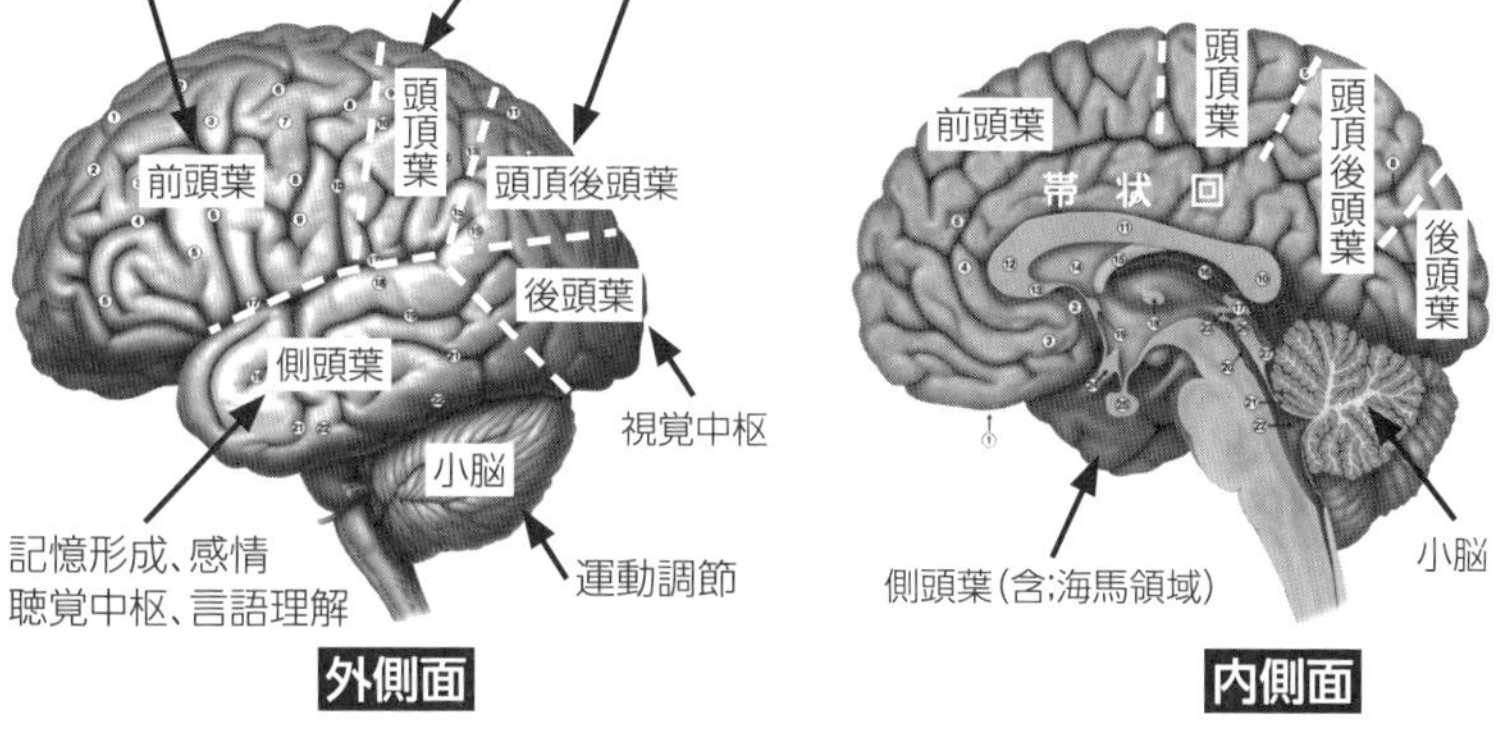

大脳は大きく前頭葉、頭頂葉、後頭葉、側頭葉に分けられる。前頭葉には嗅覚中枢、運動中枢、言語中枢（うまく話す中枢）があるとともに、知識や道徳などの規則、行動する順序などの記憶が保存されている（記憶中枢）。頭頂葉は触覚や痛覚、温度などの知覚中枢。後頭葉には見て理解する中枢（視覚中枢）がある。側頭葉には聴覚中枢と、聞いたことを理解する中枢や感情を理解する中枢があり、内側面には記憶を作るのに大切な海馬領域がある。また、脳の内側面に帯状回があり、海馬とほかの記憶関連領域をつなぐ神経細胞が多数並んでいる

のもの忘れには、〝古い記憶（知識）は覚えているが、新しく記憶する（記憶をつくる）ことはできない〟という特徴があります。

アルツハイマー型認知症では、なぜ新しい記憶がつくれないのか

脳には記憶をつくる（記憶形成）領域と、記憶を保存する領域（記憶中枢）が別々に存在します。側頭葉の内側面にある「海馬領域」が記憶をつくり、つくった記憶は主に「前頭葉」に保存されます（図表1）。

われわれの耳や目、鼻などから入った情報は、それぞれの大脳中枢に入ります。そのうち、緊張や驚き、感激、恐怖など刺激の強い情報は、「帯状回」（神経細胞が帯状に並んでつながった領域）（図表1・2）を通って、海馬領域に運ばれます。これらの情報は、海馬領域でほかの神経（前脳基底野や脳幹などの調節系）の働きによってさらに強められます。すると、神経がしばらく興奮を持続したり、関連する情報（ヒント）で瞬時に神経が興奮して思い出したりするような化学変化（「長期増強」といいます）が起き、短時間記憶が保持（短期記憶）されるようになります（図表2）。

アルツハイマー型認知症の患者さんの脳では、この記憶をつくるのに大切な海馬領域が萎縮しています。脳をＭＲＩ（磁気共鳴画像）で検査して、海馬領域の萎縮が見つかり、ほかに明らかな病変がなければ、もの忘れの

図表2　記憶の回路

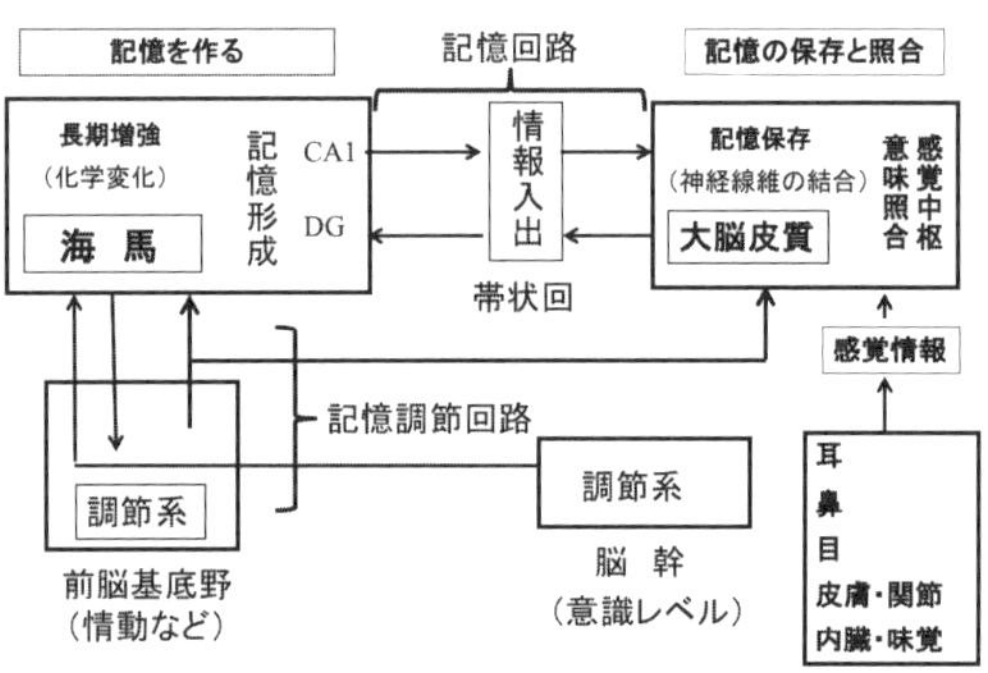

目、鼻、耳、皮膚、内臓などの五感（情報）は大脳皮質の感覚中枢に入り、記憶すべきことは帯状回を通って海馬領域に集まる。この情報は、驚きなどの感情や記憶をつくる補助をする前脳基底野や脳幹からの情報で強められ、再び帯状回を通って大脳皮質の記憶関連領域に到達し、神経回路（記憶回路）を形成する。この記憶回路が興奮を続けると、しばらくの間情報が保存されたり、関連情報で回路がすぐ興奮して思い出すことができる（短期記憶）。くり返し同じ情報が入ってくると、大脳皮質に新しい神経線維の結合がつくられ、永遠の記憶（長期記憶）になる

原因が脳梗塞や脳出血などの病気ではないことがわかります（写真1）。

記憶以外のさまざまな機能にも障害が出る理由

大脳皮質は、神経細胞が活動すると血流が増え、活動が低下すると少なくなる特徴を持っています。放射性同位元素を血管内に注射すると、脳の血流（活動）状態を確かめることができます（SPECT：脳血流シンチグラフィー）。少し進行したアルツハイマー型認知症では、記憶をつくる海馬領域だけでなく、知識や道徳などの規則を保存している前頭葉や、海馬領域と前頭葉などを結ぶ帯状回にも血流（活動）の低下がみられます（写真2）。

アルツハイマー型認知症の患者さんの大脳皮質には、正常な人に比べて多くの老人斑（脳のシミ）が出現します（写真3）。また、早期より記憶をつくる領域の神経細胞に、神経原線維変化（タンパク質の異常な化学変化）（写真4）や神経細胞の減少（図表3）がみられます。

これらの病変が年単位で、ほかの大脳領域へと広がっていき、会話、行動、運動に必要な領域などにも広がって、失語症や失行、失認、運動障害が現れ、言われたことが理解できない、うまく話せない、言われたことができない、人物や物がわからなくなるなどの症状がみられるようになります。これらの症状は、すべてのアルツハイマー型認知症の患者さんにみられることから、アルツハイマー型認知症の「中核症状」と呼ばれています。

写真1　例に出した65歳女性の頭部MRI

脳梗塞などは認めず、両側の海馬領域の萎縮（矢印）を認めるが、ほかの大脳領域の異常はない

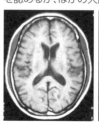

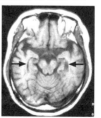

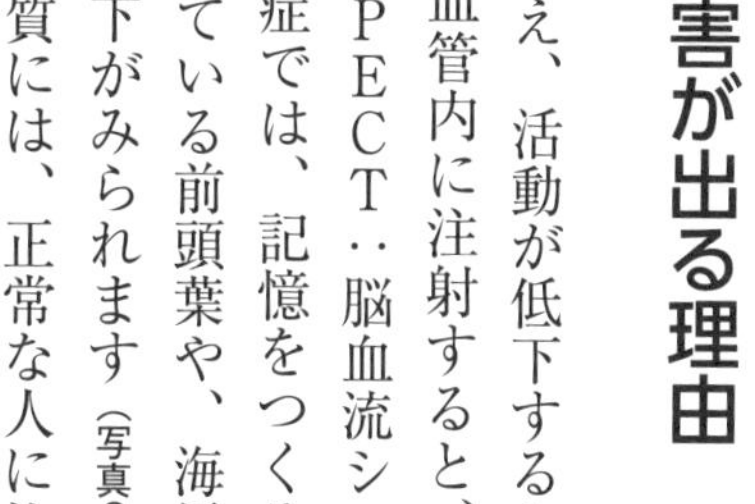

前頭葉、後頭葉を含む領域　／　側頭葉内側の海馬（矢印）

写真2　SPECT画像

75歳、アルツハイマー型認知症発症後5年経過した女性の画像。言語理解がやや困難で、服を着るなどの動作にも多少障害があり、介助が必要になっている。①前頭葉、②帯状回、③海馬領域の血流が低下しているのがわかる

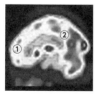

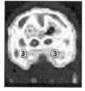

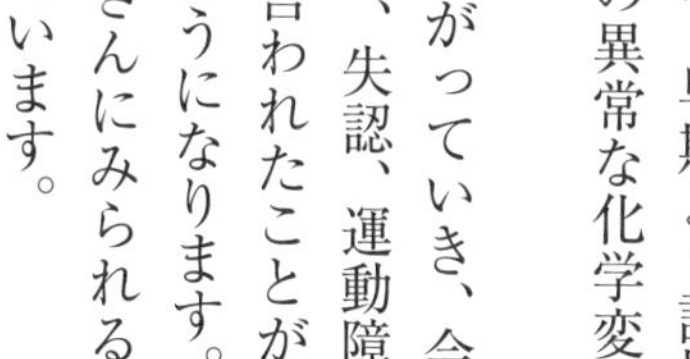

一方、徘徊《はいかい》や妄想（物取れ妄想、嫉妬妄想など）、幻覚、興奮しやすい、などの症状は、時期を選ばず一部の患者さんにしかみられないことから、「周辺症状」と呼ばれています（図表4）。

神経の過剰な興奮が続くと、海馬領域の神経細胞は死滅する

記憶は、記憶時間の長さから、即時記憶、短期記憶、長期記憶の3つに分けられます。

①即時記憶：電話番号やオウム返しをするときに、一時的に覚えた数字や言葉の記憶で、感覚中枢と関係する神経が一時的に興奮して数十秒記憶に止めていますが、記憶として残ることはありません。

②短期記憶：数分から数週間覚えている記憶で、しばらくの間はくり返し思い出すことができる記憶です。この記憶には海馬領域が大切な役割を果たします。

③長期記憶：子供のときの思い出のように、永遠に残る記憶のことです。短期記憶によってつくられた記憶がくり返し呼び起こされたり、同じ情報がくり返し海馬領域に入ってきたりすると、情報が海馬領域から前頭葉などの大脳に送られます

写真3　老人斑

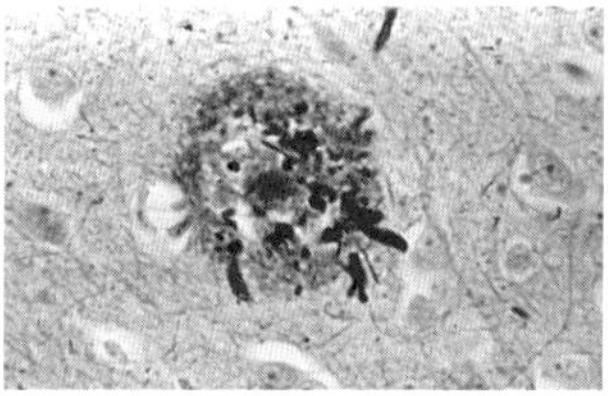

加齢とともに大脳皮質に特定のタンパク質の断片が凝集してできる。アルツハイマー型認知症の脳では正常者より多い

写真4　神経原線維変化

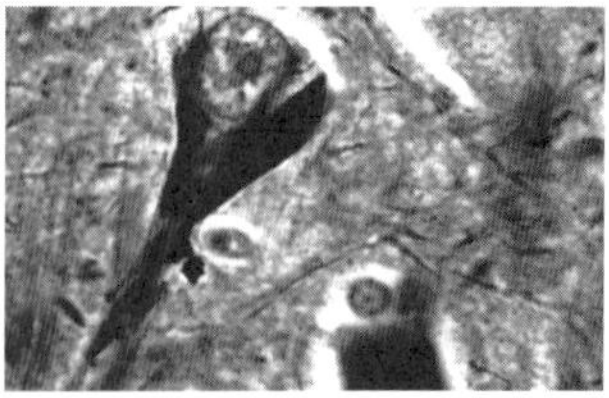

海馬領域や前脳基底野などの領域に出現する

図表3　海馬領域の神経細胞数

日常生活に支障がない物忘れのみの時期（軽度認知障害と呼ぶ）には、海馬領域の神経細胞は正常者の80〜90%だが、生活に支障が現れると50%以下になり、アルツハイマー型認知症が発症する

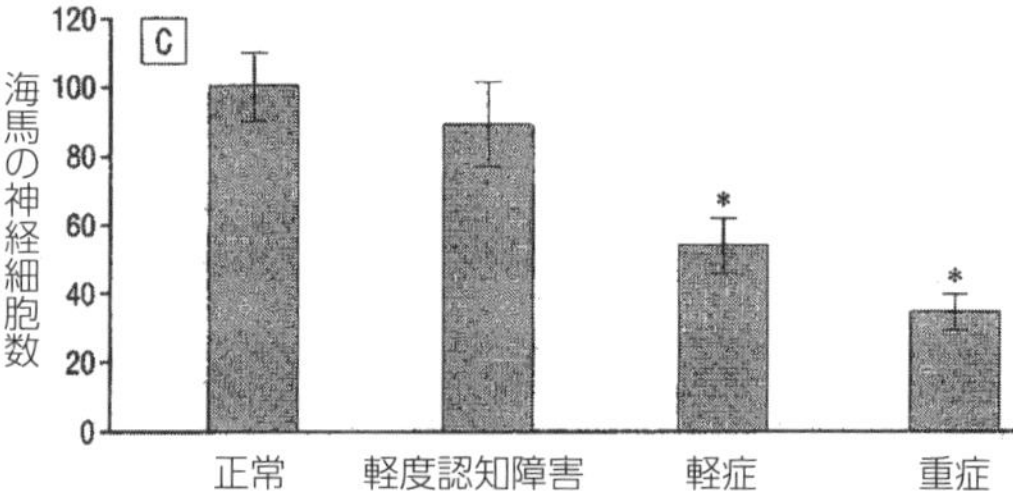

が、この情報が強いと、大脳皮質の神経細胞に新しい神経と神経のつながり（神経線維の結合：神経回路）ができ、永遠の記憶として保存されます。

アルツハイマー型認知症の多くの患者さんは数分前のことを覚えておらず、何度も同じことを聞き返します。これは主に短期記憶の障害で、海馬領域の萎縮や神経活動の低下が原因であることをお話ししてきました。このことから、アルツハイマー型認知症では海馬領域に最初の異常が起きると考えられますが、なぜ海馬領域からなのかはわかっていません。

わたしたちは、海馬領域の構造とその特殊な働きが、早期から障害が始まる理由だと考えています。脳はほかの臓器とは異なり、神経活動に大量のエネルギーを必要とします。大脳の重さは体重の3～5％に過ぎませんが、食事で摂ったエネルギーの20％をも消費します。強い刺激（神経活動）が長く続いて、このエネルギーが不足すると、神経細胞は死滅します。

そんな中で、海馬領域は記憶をつくるため、あらゆる感覚中枢・記憶保存領域と神経線維で結ばれ、生活し活動している限り絶えず神経活動を続け、エネルギーを消費しています。これが、海馬の神経細胞の死滅を早めている可能性があります。

図表4　アルツハイマー型認知症の経過

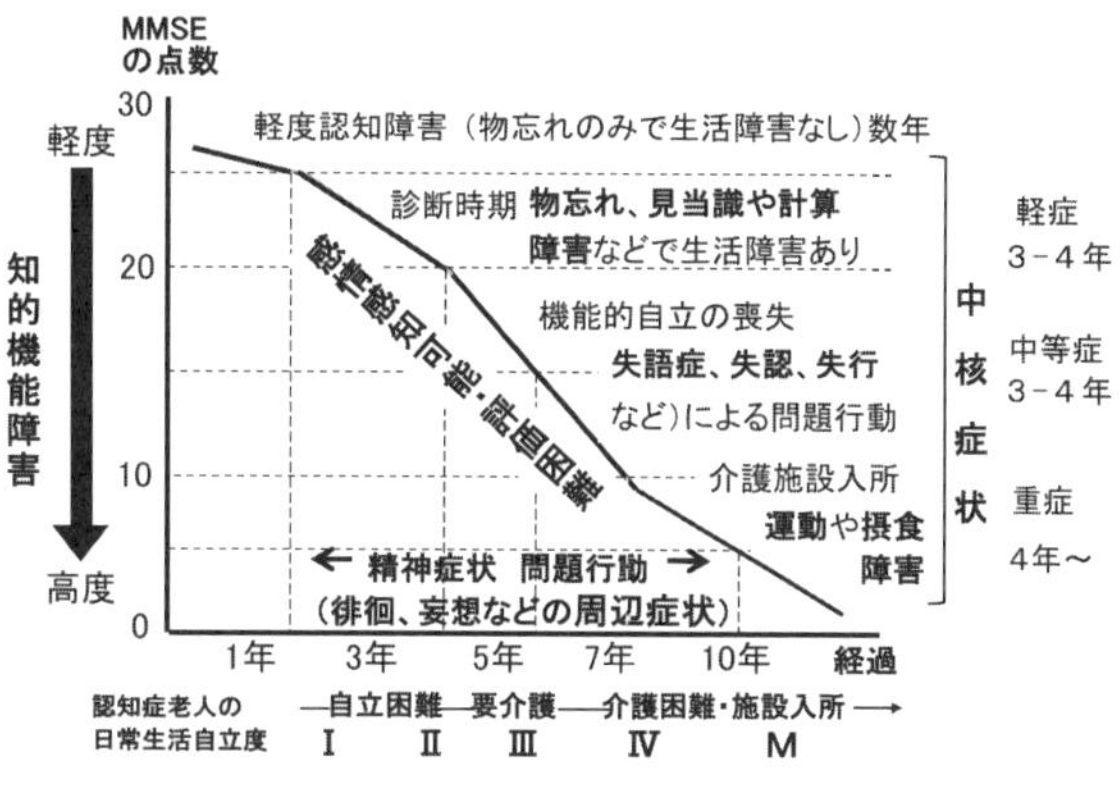

アルツハイマー型認知症は軽いもの忘れのみで、生活に支障のない時期（軽度認知障害）に続いて、日時や場所がわからなくなる見当識障害、計算障害などが加わり、生活に支障が現れます（軽症）。この時期が3～4年続くと徐々に日常生活が困難になり、会話困難（失語症）、人や物の認識が困難（失認）、指示されたことができない（失行、遂行障害）などの症状が現れ（中等症）、3～4年続きます。次いで運動障害も現れ、食事をするにも介助が必要な時期（重症）が4年ほど続きます

たとえば、大脳の神経細胞が過剰に興奮するてんかん発作では、海馬領域の神経細胞がエネルギー不足となり、死滅することが知られています。実験動物にてんかん発作を起こした場合や、ヒトでは脳全体に及ぶてんかん発作が60分も続いた場合、海馬領域のみならず、ほかの大脳皮質の神経細胞も死滅し、意識が戻らなくなります。また、動物に長くストレスを加えてヒトのうつ状態を再現すると、海馬領域の神経が長い時間興奮（活動）することも知られています。

長期間のストレスがアルツハイマー型認知症の引き金に

アルツハイマー型認知症になりやすい患者さんの背景調査からは、強い肉体的・精神的ストレスがアルツハイマー型認知症の発症に関係していると、くり返し示されています。

われわれの調査でも、アルツハイマー型認知症の患者さんは、発症する平均2年前に強いストレスを長い間受けていたことが判明しました。87％の患者さんが、退職時や家庭内のトラブル、配偶者や子供との死別、遺産相続上のトラブルなどの精神的ストレスを、8％の患者さんが頭部のケガや片頭痛などの肉体的ストレスを受けています。残りの5％は、家族内（遺伝的）発症でした。

アルツハイマー型認知症は、加齢とともに増えること、女性[※1]（女性ホルモンの低下）や治療不十分な糖尿病、微量金属に暴露歴のある高齢者に多いことが知ら

※1　女性ホルモンは神経細胞の発育・維持に関係している。更年期以降に女性ホルモン（エストロゲン）が急速に低下すると、ホルモンによる脳の神経細胞の維持作用が低下し、脳の神経細胞の自然減少を高める。

アルミニウムや銅などの微量金属は、神経活動に必要な化学反応を阻害し、動物にアルツハイマー型認知症の脳病変に近い変化を起こすことが知られている。

れています。

　わたしは調査研究や神経科学的な研究から、アルツハイマー型認知症の発症メカニズムを次のように考えています。大脳全体の神経細胞は、加齢、性差、遺伝などの素因があると、通常よりも多く減ると考えられます。さらにこれに強い精神的・肉体的ストレスが長期間加わると、海馬領域の神経が過剰に活動し、神経細胞の異常な化学変化（神経原線維変化）や死滅が増えます。こうして海馬領域の神経細胞が正常の50％以下になると、アルツハイマー型認知症を発症すると考えています（図表5）。

　ひとたびアルツハイマー型認知症が発症すると、記憶障害のみならず、判断や認知が難しくなり、生活や人間関係に支障が生じてますますストレスが増えます。増えたストレスは再び海馬領域を障害し、ほかの神経領域にも障害が及ぶという悪循環が起きてしまうわけです。

記憶に関係する神経を保護する方法はある

　ヒトの大脳の神経細胞数は乳児期に最も多く、約1千億個あります。しかし赤ちゃんの脳では、神経細胞同士が神経線維で十分につながっていません。生後さまざまな刺激を受けて長期記憶が増えると、線維連絡が徐々に増え（神経線維が増え）、脳は大きくなり、複雑な学習や運動ができるようになります。

図表5　アルツハイマー型認知症の発症メカニズム

遺伝子異常、代謝異常、加齢、性差などのアルツハイマー型認知症になりやすい素因に、強いストレスが長く加わると、海馬領域の神経細胞に異常な化学変化（神経原線維変化など）やエネルギー不足による神経細胞の死滅が起きる。この異常が一定以上になると記憶障害のために判断や認知が障害され、日常生活に支障をきたし、人間関係などがうまくいかなくなって、さらにストレスが加わる悪循環をくり返し、症状が進行してしまう

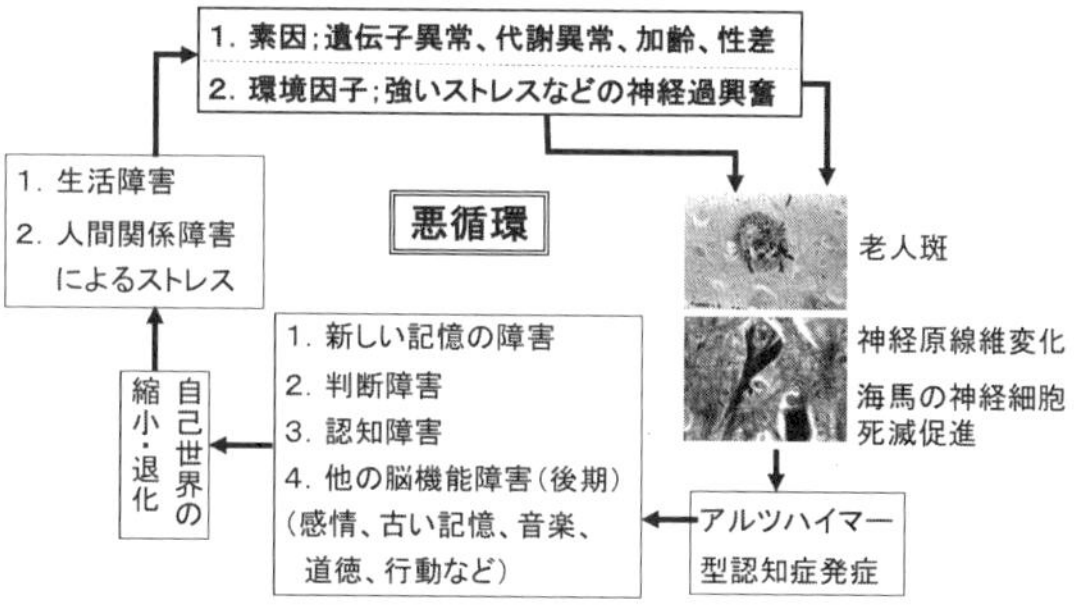

ヒトでは20歳を過ぎると、毎日約10万個の神経細胞が自然に死滅（自然減少）します。しかし、各領域の神経細胞が50％以下にならないと、生活に支障は起きません。使われる神経細胞は生涯同じもので、ケガなどで脳が壊れた場合も、新しい神経細胞がつくられることはありません。とはいえ、１千億個の神経細胞が毎日10万個ずつ死滅しても、半分になるには単純計算で１３００年以上もかかります。また、脳の神経細胞は、「脳―血液関門」[※2]という特殊な構造で、記憶保存した神経回路が壊れないように守られています。

しかし、脳の神経細胞の活動を維持するのに必要な大量のエネルギーは、血液から栄養をもらってつくられています。血液を運ぶ血管が障害されると、脳の栄養供給は悪くなり、エネルギー不足から神経細胞が早く死滅して、神経細胞が自然に減少するスピードを超えて減少するようになります。

このような血管の障害は加齢でも起きますが、糖尿病や高コレステロール血症、高血圧症があると強まります。したがって、これらの病気にならないように生活習慣を変えたり内服治療したりすることは、記憶領域の神経を保護することになります。

ストレスを回避するような生活習慣を心がけることも、記憶に関係する神経を保護することにつながります。

筆者らは、海馬領域と協力して短期記憶を作るのに必要な、前脳基底野の神経

※2 脳―血液関門
神経細胞は、血管から直接栄養供給を受けていない。血管と神経細胞の間に神経膠（しんけいこう）細胞という特殊な細胞があり、血管から神経細胞に必要な成分のみを選択して供給している。この血管―神経膠細胞―神経細胞でできた構造を、「脳―血液関門」と呼ぶ。血液中のグルコースや水、ホルモン、酸素などは通過できるが、脂肪やタンパク質などは通過できない。

細胞を元気にする成分の研究を行い、新しい脳内成分を発見して「ＨＣＮＰ」[※3]と名づけました。アルツハイマー型認知症患者さんや、アルツハイマー型認知症の動物モデルの海馬領域では、このＨＣＮＰが減少していることがわかっており、アルツハイマー型認知症の発症を抑える物質のひとつではないかと考えられています。ＨＣＮＰは、各種のストレスを加え飼育された動物の海馬領域では減り、環境のよい自由な空間でのびのび育った動物では増えることも示されています。

※3 HCNP Hippocampal Cholinergic Neurostimulating Peptide の略。日本語では「海馬由来コリン作動性神経刺激ペプチド」。

アルツハイマー型認知症にならない生活習慣

遺伝子異常や加齢、性差などは、避けることはできません。しかし、血管障害の原因である糖尿病や高コレステロール血症、高血圧症は、生活習慣を変えることで治すことができます。

食事療法としては、糖尿病の方は間食を止めてカロリーを減らし、血糖の上昇を抑えること、高コレステロール血症の方は悪玉のＬＤＬコレステロールの多い卵類や、イカ、エビの摂取を減らすこと、高血圧症の方は減塩する（一日の摂取量を２g減少させるため、味噌汁と漬け物をやめ、水分の摂取を増やす）ことなどがお勧めできます。また、運動をすることで、糖尿病の方は摂取したカロリーを消費して減らす、高コレステロール血症の方は血管壁に貯まったコレステロールを肝臓に運んで分解させる、善玉のＨＤＬコレステロールを増やす、高血圧症の方は血管の拡張を促し、血圧を下げる…という努力が必要です。

これらの生活習慣の改善で治らなければ、薬を定期的に内服してください。血管の障害を遅らせ、大脳のエネルギー供給をスムーズにして、神経細胞の減少を減らすことができます。

介護ではストレスを与えない対応を

ストレスのある生活は、アルツハイマー型認知症の発症だけでなく、症状の進行にも深く関わっています。認知症による徘徊《はいかい》や妄想、幻覚、うつ症状などの周辺症状が家庭を崩壊させたり、社会に危険をもたらすことがありますが、このような周辺症状の発現メカニズムはまだ解明されていません。しかし、多くの研究を総合しますと、急な環境の変化や異常な行動に対する〝誤った言動〟（強く叱るなど）などが、周辺症状発現の〝きっかけ〟になるとされています。

認知症の患者さんは、これらの〝誤った言動〟をどのように受け止めればよいかわからず、正しい判断ができずに不安を募らせることになります。気持ちが不安な状態では、大脳皮質で興奮を抑制する神経が障害され、いろいろな神経が過剰に興奮してしまうことが知られています。不安があると眠れなくなり、神経を休めることができず、神経系の疲労状態が進み、その結果、幻覚や妄想、徘徊、易興奮性、うつ状態などの周辺症状が出現すると考えられています。この周辺症状にさらに間違っ

図表6　周辺症状の出現メカニズム

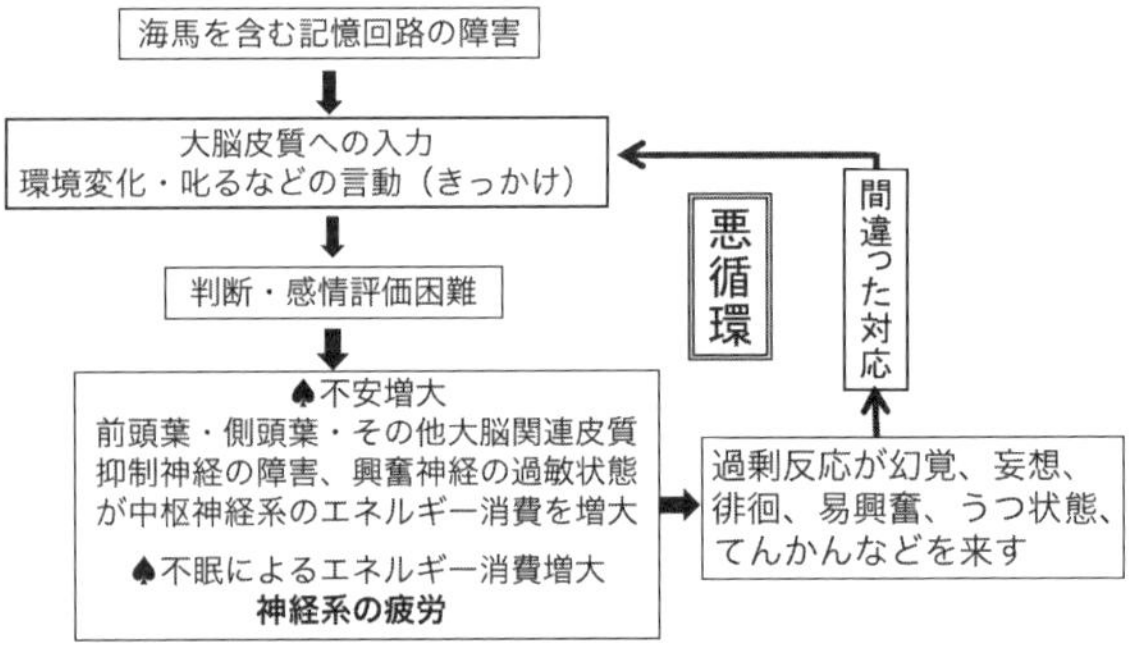

海馬を含む記憶回路に障害がある患者さんに、急な環境変化を与えたり、異常行動を叱ったりすると、患者さんは判断や感情の評価ができないために混乱し、不安が増大します。このような不安は、神経系を抑制している神経を障害することが知られています。抑制がとれた大脳のいろいろな領域で興奮が増大したり、不眠状態になったりして、神経系のエネルギー消費が増え、神経の疲労が増大します。この神経疲労により、幻覚や妄想、徘徊、易興奮性が出現すると考えられます。このような状態に間違った対応をすると、さらに症状が悪化し、悪循環をくり返します

た対応をすると、症状がまた悪化する悪循環が起きます（図表6）。

このようなことから、アルツハイマー型認知症患者さんの介護では、患者さんに不安を与える言動や行動は厳禁です。たとえば徘徊してしまう患者さんには、優しく触れ、つき添って近くを一緒にひと回りしてあげるとよいでしょう。

何度も同じことを尋ねてくる場合には、患者さんを傷つけないように返事をすることが肝要です。食後に患者さんがまた「食事をしよう」と言ったら、否定するのではなく、「はい、食べようね」とまず肯定し、「今忙しいから少し待って」と言ってあげると、不安を与えず患者さんを納得させることができます。

患者さんを突然高齢者施設などに行かせると、突然の環境変化で不安が増大し、不眠や徘徊が始まることがしばしばあります。施設に行かせる際には、最初は介護者が一緒に行き、慣れてきたらひとりで行かせる、というような心遣いが大切です。妄想や幻覚が強いときは、神経系全体の興奮を抑える薬や、少量の睡眠薬が功を奏することもあります。

アルツハイマー型認知症にならないようにするには、生活習慣病にならないようにに食事や運動に注意し、それでも治らなければ内服治療を続けること。さらに、ストレスが発症や症状の進行、周辺症状の出現に深く関係していることから、歳をとっても趣味や仕事などの日常生活を楽しみながら続け、笑って過ごせる環境づくりをするのが大切なことをお話ししました。

【アルツハイマー型認知症を治療する薬はあるのか】

アルツハイマー型認知症の原因は複雑で、発症メカニズムが完全にわかっていないことから、進行を止める薬はまだありません。内服で介護者が改善を実感できるような薬はありますが、効果の持続は数年にしかすぎません。

認知症の家族と笑顔で生きるためのヒント

医学部附属東部医療センター看護部　看護師長（認知症看護認定看護師）　森田　麗

長生きをすれば、ほとんどすべての方が、程度の差はあれど認知症を抱えることになります。認知症でも幸せに生きられるかどうかは、受けられるケア次第。看護の立場から、介護のヒントをご紹介します。

世界一の長寿国だからこそ、目指す〝認知症ハッピー〟!!

日本は世界一の長寿国です。高齢化率とは、全人口に対する65歳以上の人口の割合で、１９５０年には日本の高齢化率は５％前後でした。先進諸国といわれる国々の中で、日本が高齢化率20・２％で世界一となったのは２００５年のこと。それ以来、現在もなお、世界一の長寿国です。日本は、高齢化の進行（図表１）の速さも突出しています。そして２０６０年の高齢化率は、人口の４割近い39・９％に達すると推計されています。

図表1　高齢化率が7％から14％になるまでの所要年数（倍加年数）

フランス	126年
スウェーデン	85年
イギリス	46年
ドイツ	40年
日本	24年（1970年→1994年）

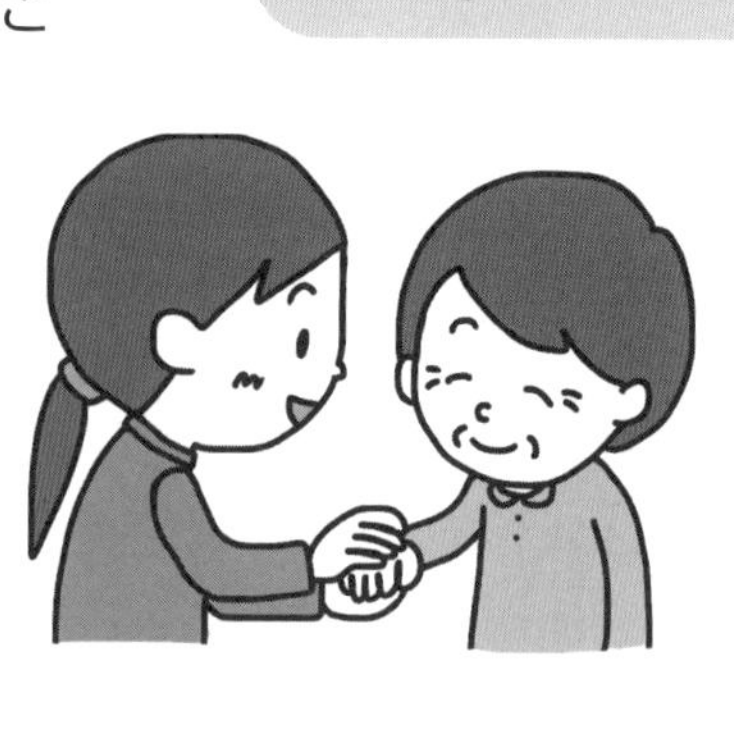

ここで忘れちゃいけないのが、「認知症」。認知症は長寿と関連します。高齢者の7人に1人が、認知症といわれています。認知症有病率は、65歳では3％程度ですが、75歳を過ぎると、5歳ごとに倍増します。90歳では50％程度、95歳では80％となります。長生きすることと認知症は、セットで考えなくてはなりません。だからこそ、〝認知症ハッピー〟な時代が目指せたら、と私は思っています。

認知症という病気を知る

みなさんは認知症に対して「なりたくない病気」「何もかも忘れてしまう」、そんなイメージがあるのではないでしょうか。人は、〝わからない〟という漠然とした感情から、不安を募らせます。

「痴呆」から「認知症」に名称が変わったのは、２００４年です。認知症という言葉が当たり前となってきた今でも、まだまだ偏見や誤解があるように思います。

しかし、認知症になっても大した心配はいらないとわかれば、むやみに不安がることもありません。認知症になっても人生をまっとうする、そんな世の中は素敵だな、と思います。まずは、認知症という病気をきちんと知るところから始めましょう。

認知症の代表疾患として、「アルツハイマー型認知症」[※1]があります。アルツハ

※1 「認知症」は病名ではなく、認知機能が低下し、日常の生活に支障が出ている状態を指し、それには必ず、原因となる疾患がある。主な認知症の種類は、「アルツハイマー型認知症」「レビー小体型認知症」「血管性認知症」「前頭側頭型認知症」などで、アルツハイマー型認知症は約半数を占める。

イマー病では、発症する20年以上前から、脳に特定のタンパク質が溜まり始めます。症状のない状態が20年以上続くわけですが、もの忘れはあっても生活には問題ない、といった時期があります。この段階ではまだ、アルツハイマー型認知症の診断はつきません。この間5～10年程度が推測されています。

その後、何かしら生活をするのに難しい部分が増え、10～15年かけて徐々に進行していきます。家族が「あれ？」と認知症を疑うか、「年だな～」とやり過ごすかの分岐点が、図表2のステージ4くらいだと思います。

「あれ？」と思って病院を受診し、診断を受ければ、認知症の進行を遅らせる薬を飲むこともできます。また、周囲の人が失敗を指摘したり責めたりしなければ、本人のストレスは少なく、この期間を長く過ごせます。

家族がしばらく様子をみようと

図表2　アルツハイマー型認知症（AD）の日常生活機能に基づく重症度（FAST）

ステージ		臨床診断	特徴
1		正常成人	主観的にも客観的にも機能障害なし
2		正常老化	もの忘れや仕事の困難の訴え
3		境界域	職業上の複雑な仕事ができない
4		軽度AD	食事招待などの段取り、買い物、金銭管理など日常生活での複雑な仕事ができない
5		中等度AD	TPOにあった適切な洋服を選べない、入浴させるのになだめることが必要
6	a	やや重度AD	ひとりでは洋服を正しい順に着られない
	b		入浴に介助を要す、入浴を嫌がる
	c		トイレの水を流し忘れる、拭き忘れる
	d		尿失禁
	e		便失禁
7	a	重度AD	語彙が5個以下に減少する
	b		「はい」など語彙がひとつになる
	c		歩行機能の喪失
	d		座位保持機能の喪失
	e		笑顔の喪失
	f		頭部固定不能、最終的には意識消失

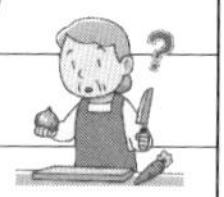
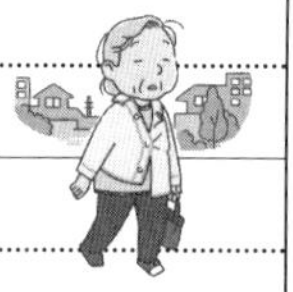
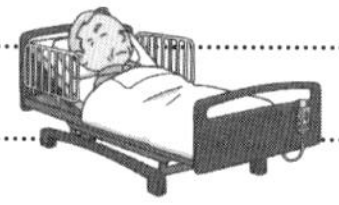

したり、本人がなかなか病院に行きたがらなかったりで、図表2のステージ5の段階になって診断される方も多くいます。しかしステージ5で生活のしにくさを感じていても、上手にケアしてくれる人がいれば、笑顔で暮らしていくことができます。

認知症がどのように表れるかは、人によってそれぞれです。さまざまな症状はありますが、その人個人は今も昔も変わりません。理性や感情はそのままに、むしろ苦手なことがあるぶん、より豊かになる人が多いです。人と違う部分を病気のプロセスと考えるよりも、一生を共に生きていく〝個性〟と捉えることができたら、幸せだと思います。今の状態も、その人の人生のひとつの場面なのです。

ですから認知症を考えるときは、「認知症の人」と言うより、「認知症をもつ人」というように、「人」に焦点を当てた表現が適切です。認知症という病に注目しすぎると、目の前の「人」が見えなくなってしまいます。「人」としての関わりを大切にするのが、認知症ケアの基本です。「私はあなたが大切です」という思いは通じます。

認知症の症状は、ケア次第のことが多い

アルツハイマー型認知症では、「いつも同じことを何回も聞いてくる」ことがよくあります。たとえば、「今日は何曜日?」と聞いたすぐ後でまた「今日は何

日常の生活の中で不便なことは段階を追って出てきます。

たとえば主婦の方なら、図表2のステージ4のあたりだと、食事の買い物から調理までの段取りが難しい、味つけが変わった、買ったことを忘れて毎日同じものを買ってくる、お金を支払うことが苦手になってついつい高額紙幣を使用し小銭が増えていく…というようなことが起こります。

「年だな～」と思っていたのが、「やっぱり、少し変だな」と周囲や家族が感じ始めるのが、図表2の4と5の間くらいです。「あれ?」と感じながら2年くらい様子をみる家族もいます。病院に行きたくないという本人をなだめながら受診することが多いです。

図表2の5の段階では、入浴時だとシャワーなどの使い方がわからなくなったり、シャンプーやリンスの容器がどれかわからなくなったりします。ひとりで入浴するためには、あらかじめシャワーを出しておいたり、必要な容器を手渡してあげたりするサポートが必要です。入浴が気持ちいいことだと思えれば、この期間も長く過ごせるでしょう。介護保険の利用を考え始める時期でもあると思います。

曜日？」とくり返します。記憶の中でも、特に新しいことを覚える（記銘力）のが苦手になるため、たった今経験したことも、何度説明されたことでもわからなくなるのです。わからないという不安が、確認しようとする行為につながっていると考えられます。

「さっきも言いましたよ」「はあ、またですか」と言いたくなるところですが…そう言ったところで本人は覚えていないので、納得してはもらえません。対応のコツは根気よく、いつだって新鮮に、同じことをくり返しお話しすることです。

介護者の思いは、口に出さなくても表情や態度から伝わります。認知症では、できごと自体は覚えられなくても、そのとき感じた嫌な感情は残ります。また叱られたくない、という感情が働き、自分を守るために失敗を隠したり、ごまかしたりすることも出てきてしまいます。

認知症の人はまた、周囲の人が敵か味方か、安心して気を許せる相手かどうかを、本能的に判断します。対応のヒントとして、このようなことが挙げられます。

①何があっても、「よくできたね」「ありがとう」の言葉は忘れずに伝えましょう。
②よく話を聴き、「そうですか、それは大変でしたね」と、その人と同じ気持ちであることを伝えます。
③話の終わりに「よかったね」をつけると、共感の気持ちが伝わります。「今日、そんなことがありましたか。よかったですね」などです。

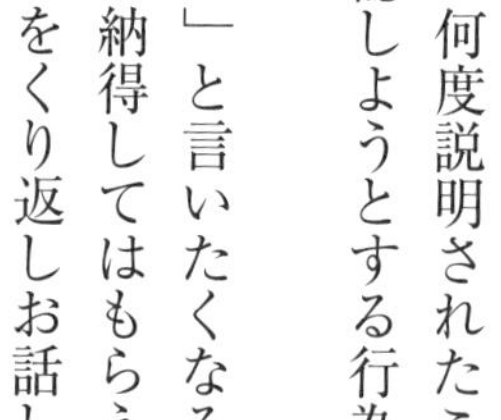

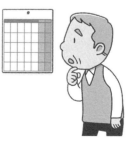

【周囲の理解を得られてうまくいったケース】

夫が認知症の診断を受けた、70代のご夫婦の話です。妻から「夫のタクシー代がかかりすぎる」と相談がありました。毎日地下鉄で行きつけの飲食店3、4軒に立ち寄

④覚えていないことは、本人にとっては事実ではありません。ですから、事実を伝えるための言い争いや、説得しようと気合いを入れ、教え込もうとすることは逆効果です。本人の言うことはいったん受け容れ、表情やわらかく「ごめんなさい、こちらが悪かったかもしれないですね」などと謝罪の演技をすることで、混乱を少なくできます。

介護者がよい感情を持ち続けるためにも、周囲の理解を受けることや、介護保険のデイサービスやショートステイなどを利用して息抜きしながら自身の環境を整えることが重要です。

笑顔で暮らすためのメカニズム

うれしいとき、脳では神経伝達物質「ドパミン」が出ます。ドパミンはやる気を引き出します。人の役に立ったと感じたときのドパミンによる喜びは、認知症になっても大切ですから、やってもらったことには「ありがとう」の声かけが重要です。ドパミンは出続けると依存性もあるので、あるところで満足することが必要になります。

神経伝達物質「セロトニン」は、「満足」に関係し、心の平穏をもたらします。セロトニンは、リズミカルな運動で効果的に出ます。ガムをかむだけでもよいといわれています。

り、お酒を飲んではタクシーで帰ってくるというのです。タクシー代は毎回2千円程度。飲食店での支払いはツケになっていて、妻はそれもまとめて支払っていました。

お話を聞き進めると、妻の本当の困りごとは「夫の帰宅が遅い」「お酒の飲み過ぎが心配」など、夫の無事だとわかりました。夫は、地下鉄を利用し、行きつけの店で会話を楽しんで、自宅に帰ることができますが、タクシーではありません。しかし、いつまでもこの状況が続くことはありません。行きつけの店で飲むお酒の量も、減ってきていることがわかりました。

そこで提案したのが、行きつけの店の人々に夫が認知症であることを伝えることです。妻は店主たちと相談し、毎月決まった金額を事前にお店に支払い、それ以上はお酒を出さないようにしてもらうことを決めました。それからは、夫が今どこの店にいるのか、妻に連絡が入るようになりました。店主はお酒を水で薄めて提供しましたが、夫はいつも通り、楽しんでいたそうです。店主が妻に帰宅を連絡し、タクシーに乗せてくれるので、妻も安心です。認知症であることを周囲に伝えると、理解を得られ、協力してもらえることがあります。

セロトニンが増えると「メラトニン」も増えます。メラトニンは快適な睡眠をもたらします。昼間のセロトニンの分泌が多いと、メラトニンも増え、ぐっすり眠れます。

セロトニンを増やすためには、「オキシトシン」の分泌が有効です。オキシトシンは脳のストレスを消し、幸福感をもたらします。セロトニンが活性化されれば、頭がすっきりして脳の働きがよくなり、心が安定し、姿勢も良好に保てます。

認知症のある人はもちろん、介護をする人も幸福感を持って生活するために、これら神経伝達物質を役立てることを心がけていただければと思います。

救急病院の看護から、認知症介護のヒント集

私の勤める東部医療センターは、急性期の病気を中心に治療する、救急病院です。認知症をもつ患者さんは、もとより病気の症状がわかりにくく、救急搬送されてくる段階では多くの方が重症です。

入院という治療環境の中で、緊張やストレスにさらされ、混乱される方もいます。治療を安全に行い、早く元のお住まいに帰れることが何より重要というのはいうまでもありません。

入院中の、認知症をもつ患者さんに、看護師が「やってみたらよかっ

図表3　脳神経物質を増やし、笑顔で暮らすコツ

セロトニン ↑	オキシトシン(セロトニン) ↑	メラトニン ↑
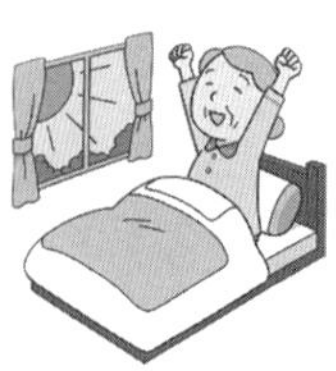	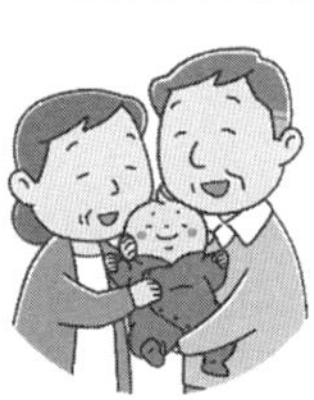	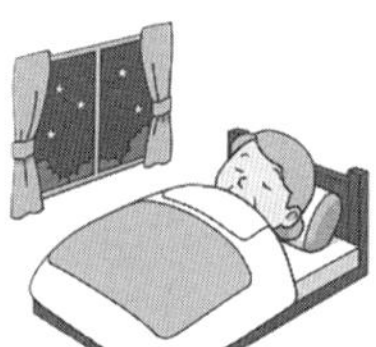
・朝日を浴びる ・朝と夕方に30分程度歩く（リズム運動） ・深呼吸を行う	・親切を心がける ・家族で団らん ・他者と井戸端会議 ・夫婦・恋人とふれあう ・感情を素直に表す	・夜は早く寝る ・夕食後は、パソコン・スマホを操作しない ・夜は長電話しない ・スマホは寝床に置かない

た」というケアの例を集めてみました。

【長年の主婦としての習慣を取り入れ、対応できたケース（80代女性）】

4人部屋で入院中のAさん。消灯後も動き続け、寝ている人に声をかけて歩いている。ナースステーションで過ごしていただくが、やはり落ち着きがなく動き続ける。

看護師がふと、Aさんがコップ洗いの様子を眺めていることに気づき、「やっていただけますか？」と声をかけた。Aさんは「これは私の仕事だから」といきいきと話し、コップを洗い終わると、今度は洗い場を掃除し始めた。

ひと通り仕事を終えると「おやすみなさい」と部屋に戻り、そのまま朝まで入眠された。長年主婦を経験された方であったため、その後も食器洗いを睡眠前のケアとして導入した。

【職業人としてのプライドを大切に、関わったケース（70代女性）】

脳炎（菌による感染症）による認知機能障害と右上下肢まひで入院したBさん。入院をストレスに感じ、毎日「帰りたい」と訴えた。

Bさんは長年保育園で勤務しており、「子供たちが心配している」とフラフラしながら、病室から出てきていた。そこで看護師は、看護師長を「園長」と呼び、園長役の師長は「子供たちは大丈夫です」とBさんにくり返し伝えた。

動く・歩くこと自体はリハビリとして重要なので、「ダメ」「病室から出ないで」

「動かないで」などと行動を制限することはせず、Bさんの行動を、また転倒しないように見守った。毎日、病棟入り口が開閉されるタイミングを見計らい、看護師の目を盗んで外に出て行こうとしたBさん。看護師が声をかけると「見つかっちゃった」と笑顔を見せた。退院日が決定する頃には、ダッシュできるようになっていた。

【くり返しの承認で安心感を得られたケース（80代男性）】

「ここに来てから、いっぺんもご飯を食べてない。お風呂にも入ってないよ」と数分に1度はどなるように周囲に話すCさん。しかし実際には、食事は毎回完食、シャワーは2日に1回入っていた。

そこで、食事や入浴時間がCさんにとってよい感情として記憶できるように、看護師からの声のかけ方を統一した。食事のときは「おいしそうなご飯ですね」「しっかり食べましたね」、シャワーのときは「きれいになりましたね」「すっきりしましたね」と笑顔で接した。入浴については訴えが続いたが、「ご飯食べてない」は言わなくなった。

人の手は、借りられるだけ借りましょう

認知症をもつ人と、周囲の人々が笑顔で暮らせることが、〝認知症ハッピー〟です。どうしたらいいのか困ったときには、地域包括支援センターに連絡するの

がよいでしょう。適切な窓口につないでくれます。

介護保険の利用はもちろんですが、「認知症カフェ」[※2]などの利用もお勧めです。同じような悩みを持つ人々や、介護の先輩との会話で、介護のコツやストレス軽減の方法が見えてきます。

認知症をもつ人の態度や感情の表現は、今目の前にいるあなたの態度や感情をそのまま映しています。あなたが笑顔でいられること、それを実現していくことが、認知症とともに生きていくヒントです。

※2　認知症カフェ
認知症の人やその家族が、地域の人や専門家と相互に情報を共有し、お互いを理解し合う場。認知症施策として、2020年にはすべての市町村での普及を目標としている。

健やかな皮膚を保つために
～スキンケアのヒント～

名古屋市立大学病院看護部　看護師長（皮膚・排泄ケア認定看護師）　中尾　敦子

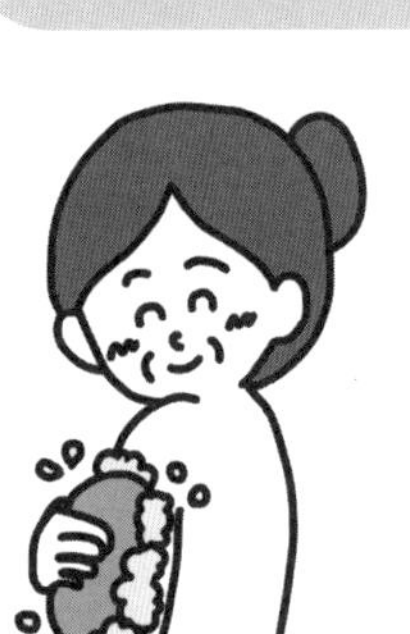

皮膚には外界のさまざまな刺激から体を守る役割があり、その機能は健康な状態にあってこそ発揮されます。毎日のケアで健やかに保ちましょう。

加齢により衰える皮膚の機能

皮膚はヒトの体の表面を覆い、さまざまな機能を担っています。皮膚の構造は、外側から表皮・真皮・皮下組織に分かれています。

表皮の細胞は、通常28日程度で生まれ変わっており、これを「ターンオーバー」と呼びます。加齢や睡眠不足、日焼けなどによってターンオーバーの周期が乱れると、皮膚の機能に影響が出ます。ターンオーバーの期間が短くなると、表皮の保護機能が低下し、皮膚の乾燥や肌荒れが起きやすくなります。逆に期間が長くなると、角層が厚くなり、皮膚が硬くなって、ひび割れを起こしやすくなります。

図表1　皮膚の構造

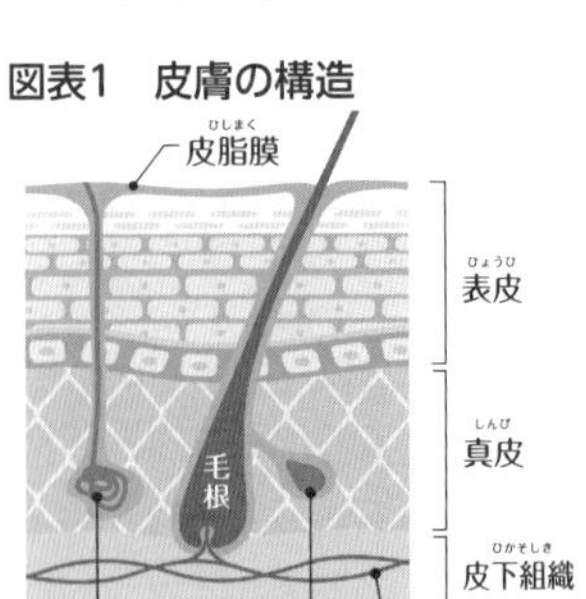

また、皮膚の表面は、皮脂や汗が混ざってできた「皮脂膜」で覆われています。皮脂膜は、有害物質の侵入や水分の蒸発を防いでいます。

真皮は表皮の下にあり、皮膚の大部分を占めています。真皮には皮膚に弾力性を与える役割があり、老化に伴ってしわが増えるのは、真皮の中の成分が変化したり減少したりするため、といわれています。真皮の下の皮下組織は、体温を維持したり、クッションのように外部の物理的刺激から体を保護したりします。

加齢によって表皮と真皮の結びつきが弱くなったり、真皮や皮下組織の弾力性が低下したりすると、皮膚は傷つきやすくなります。新陳代謝の衰えにより、ターンオーバーの期間が100日以上になる場合もあります。

弱った皮膚に発生しやすい皮膚の裂傷「スキン-テア」

スキン-テアとは、「表皮剥離《はくり》」、「皮膚裂傷」とも呼ばれ、皮膚が裂けた状態を指します。摩擦やズレ※1によって起こり、強い痛みを伴います（写真1）。

高齢者をはじめとする皮膚の弱い方では、わずかな摩擦やズレでも皮膚が裂けてしまうことがあります。スキン-テアは、転んだときや家具にぶつかったとき、ばんそうこうをはがす際、粘着部のくっつく力に負けてしまったときなどに起こります。いずれも日々の生活の中でよくあることで、一度裂けると何度もくり返してしまいがちです。

※1　この場合のズレとは、皮膚に接している部分と、皮膚の間で、逆方向の力が生じることを指す。たとえば、ベッド柵にひじなどをもたれかけていて、ずり落ちそうになった場合、腕は下に落ちるが、柵と接している皮膚はその場に留まろうとする。その時に、皮膚の内部で逆方向の力が加わり、ズレが生じてしまう。健康な皮膚であれば、皮膚の細胞同士が強固に結びついているので表面がこすれる程度で済むが、表皮と真皮の結びつきが弱った皮膚の場合、ズレの力に耐えきれず、皮膚が裂けてしまう。

写真1　スキン-テア

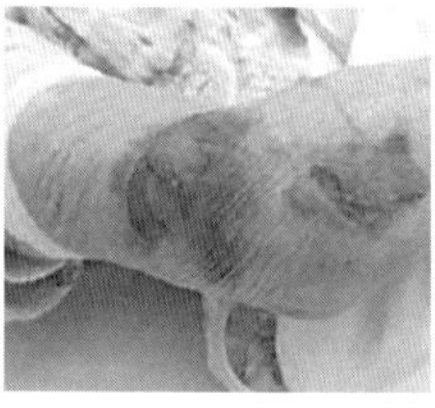

表皮と真皮の結びつきが弱いと、外部からの刺激によって皮膚が裂け、傷の形が弁のようになる　（西陣病院HPより）

どんな皮膚がスキン-テアを起こしやすいのか

何かにぶつかったからといって、必ず皮膚が裂けてしまうわけではありません。健康な皮膚であれば、少し赤くなる程度で済むことが多いでしょう。皮膚が外部からの刺激に弱くなる要因として、次のようなものがあります。

【加齢に伴う皮膚の変化】

細胞同士の結びつきは加齢により弱くなり、少ない刺激で裂けやすくなります。また、皮下脂肪などが減少することによっても、しわやたるみが増え、ズレが起こりやすくなります。保湿機能が低下して皮膚が乾燥するようになると、摩擦力が強くなることも、ズレが起こる一因になります。

【治療に伴う皮膚の変化】

①抗がん剤治療：皮疹や皮膚炎、乾燥などの皮膚障害が起こることがあります。薬剤によって、症状は異なります。

②長期のステロイド薬の使用：皮膚が薄くなり、皮下出血を起こしやすくなります。

③抗凝固薬：皮下出血を起こしやすくなります。

④透析：乾燥や色素沈着を起こしやすくなります。

⑤放射線治療：乾燥や皮膚炎を起こしやすくなります。

このほかにも光老化[※2]など、皮膚はさまざまな要因の影響を受けます。弱くなってしまった皮膚を完全にもとの状態に戻すのは難しい場合もありますが、適切なスキンケアをすることで、スキン-テアを予防することは可能です。

スキンケアの基本

スキンケアの基本は「洗浄・保湿・保護」です。それぞれについてくわしくご紹介します。

①洗浄

健康な皮膚は、表面が皮脂に覆われ、弱酸性の状態に保たれています。洗浄によって皮脂を取り除きすぎてしまうと、皮膚の乾燥が進み、摩擦などの刺激に弱くなってしまいます。できるだけ皮膚にダメージを与えずに、優しく洗うことが重要です。

ポイントは、泡による洗浄と弱酸性の洗浄剤の使用です。洗浄剤を使用する場合は、十分に泡立てて、厚みのある泡で洗いましょう。洗浄剤に含まれる界面活性剤は、十分に泡立てることでその洗浄効果が発揮されます。また、厚みのある泡には、皮膚の表面をクッションのように包み込み、摩擦による刺激を避ける効

※2　光老化
長期にわたり、無防備に太陽の光にさらされた皮膚の変化のこと。加齢による自然な皮膚の老化とは異なる。
　自然な老化では、皮膚が薄くなったりハリがなくなったりするが、皮膚の表面はなめらかで、しみもできない。老化は普段は洋服に隠れている体幹やおしりを含め、全身の皮膚に起こる。
　一方、光老化では、顔や首、手の甲など、光にさらされる機会の多い部位がゴワついた厚みのある皮膚になり、深いしわやしみを生じる。自然に起こる老化は加齢に伴うもので避けらないが、光老化は日焼け止めや帽子、アームカバーなどで、ある程度予防が可能。

写真2　厚みのある泡

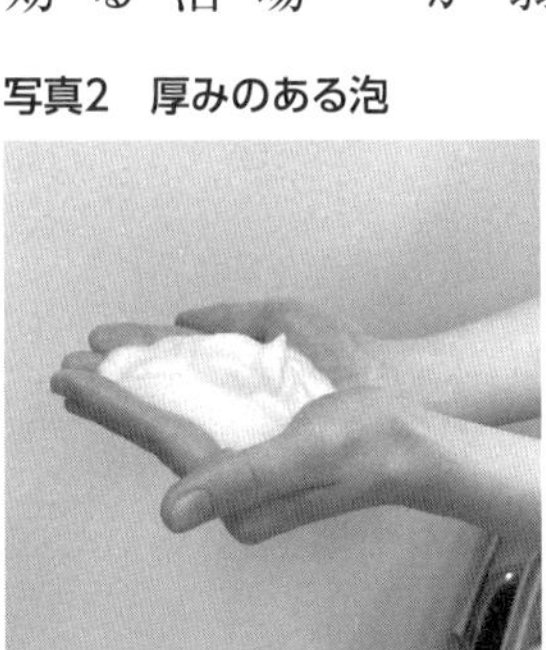

果もあります。近年は、スキンケアを重視したボディーソープなどが多く販売されるようになり、スーパーマーケットやドラッグストアでも弱酸性の泡状洗浄剤が簡単に手に入るようになりました。「泡で優しく洗う」を合言葉に、洗っていただければと思います。

もうひとつのポイントは、洗った後の拭き方です。どんなに優しく洗っても、水分を拭き取るときにゴシゴシとこすっては、台無しです。タオルを皮膚に押し当てて、水分を吸い取るようなイメージで拭きましょう。

②保湿

保湿剤や、保湿効果のある入浴剤を使用しましょう。

保湿剤は入浴後、10～15分以内に塗ることが望ましいといわれています。乾燥が強い場合は、1日数回塗るようにすると、より効果的です。

保湿剤といっても、いろいろなタイプがあります。広範囲に使用するときは、乳液やローションが適しています。特に、高齢で皮膚が薄くなったり、刺激に弱くなったりしている方の場合は、硬いクリームを塗り広げる刺激だけでも、皮膚を傷つけてしまうおそれがあります。

量の目安は、ローションなら1円玉1枚分で、手のひら2枚分に塗るのにちょうどよい量です（写真3）。手で触って、しっとりした感じがするくらいまで塗るのが理想的です。

図表2　保湿剤の塗り方（例）

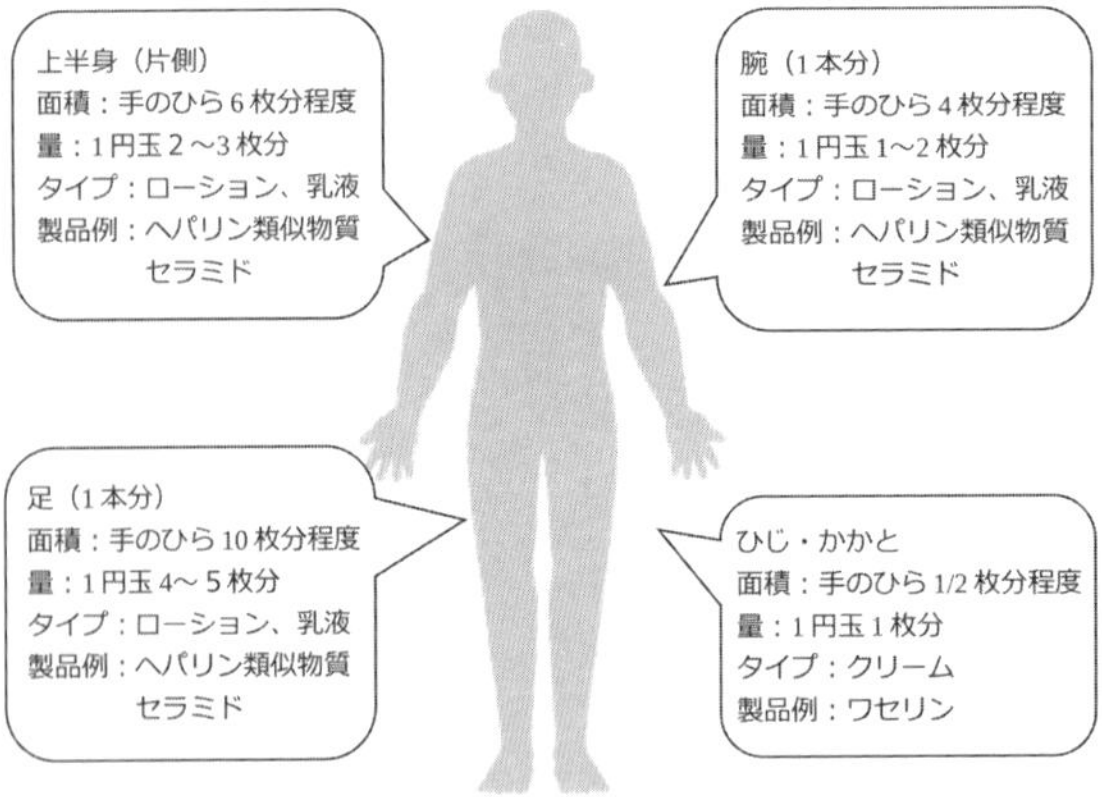

写真3
保湿剤使用料の目安

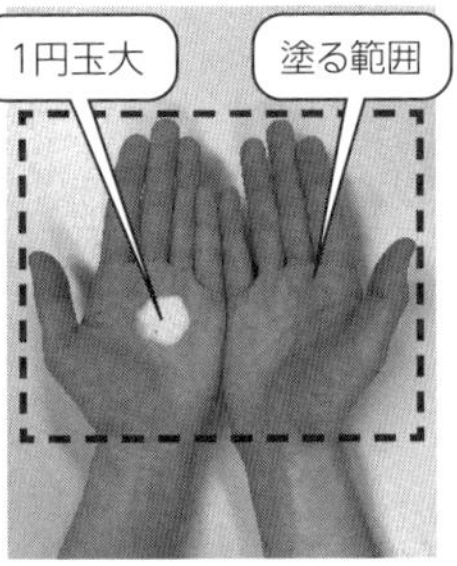

また、保湿剤には図表3のような種類と特徴があります。乾燥が強い場合は、はじめにモイスチャライザー効果のある保湿剤で皮膚に水分を与えた後で、エモリエント効果のある保湿剤を重ねて塗るとよいでしょう。

なお、保湿剤は1度使用したからといってすぐに効果が表れるものではありません。毎日続けていくことが大切です。ご自身の生活パターンなどに合わせて、長く続けられる方法を選択していただきたいと思います。

③保護

保護とは主に、紫外線や物理的刺激から皮膚を守ることです。

紫外線により、皮膚は大きなダメージを受けます。ターンオーバーの期間が短くなったり、皮膚の弾力がなくなったりします。日焼け止めクリームを塗る、皮膚が露出しない洋服を着るなどの対策が必要です。

気づかないうちに手足に傷ができていた、という経験のある方も多いと思います。物理的刺激から手足の皮膚を守るためには、洋服は長そで、長ズボンにするとよいでしょう。あるいは、腕にはひじまで覆える長い手袋やアームカバー、足にはひざ下の靴下やレッグウォーマーのようなカバーを使用することをお勧めします（写真4）。

アームカバーや靴下は、締めつけの少ないものが適しています。ゴムがきつくて皮膚に食い込むようなものは、その部分が新たな傷になってしまうことがあるため、避けましょう。

写真4　カバーの使用例

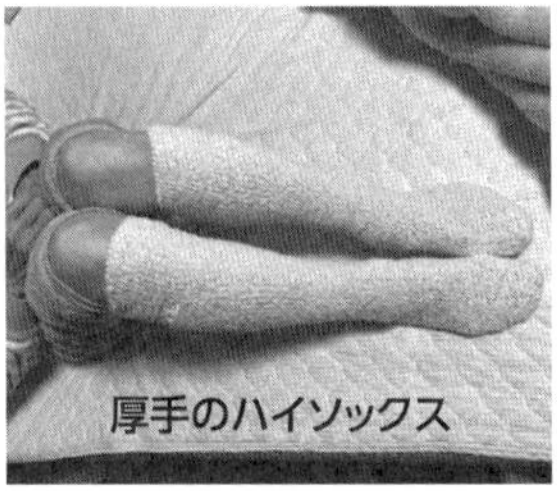

図表3　保湿剤の種類と特徴

種　類	特　徴	代表的な成分
モイスチャライザー	皮膚に水分を浸透させ、潤いを与える	ヘパリン類似物質
		尿素
		セラミド
		ヒアルロン酸
エモリエント	皮膚の表面を覆って、水分が逃げないようにする	ワセリン、プロペト

スキンケア以外に、皮膚のためにできること

スキンケア以外にも、日常生活の中で、皮膚の健康を守るために注意していただきたい点がいくつかあります。

①食生活について

基本的な栄養が不足していては、皮膚も健康ではいられません。毎日の食事と水分をしっかり摂りましょう。特に高齢な方では、タンパク質とカロリーが不足しやすいといわれています。食事量そのものが減ったり、簡単に用意できる食材に偏ったりすることが、原因として挙げられます。厚生労働省・農林水産省が策定した食事バランスガイド（図表4）などを参考に、バランスのよい食事を心がけましょう。

図表4

食事バランスガイド あなたの食事は大丈夫？

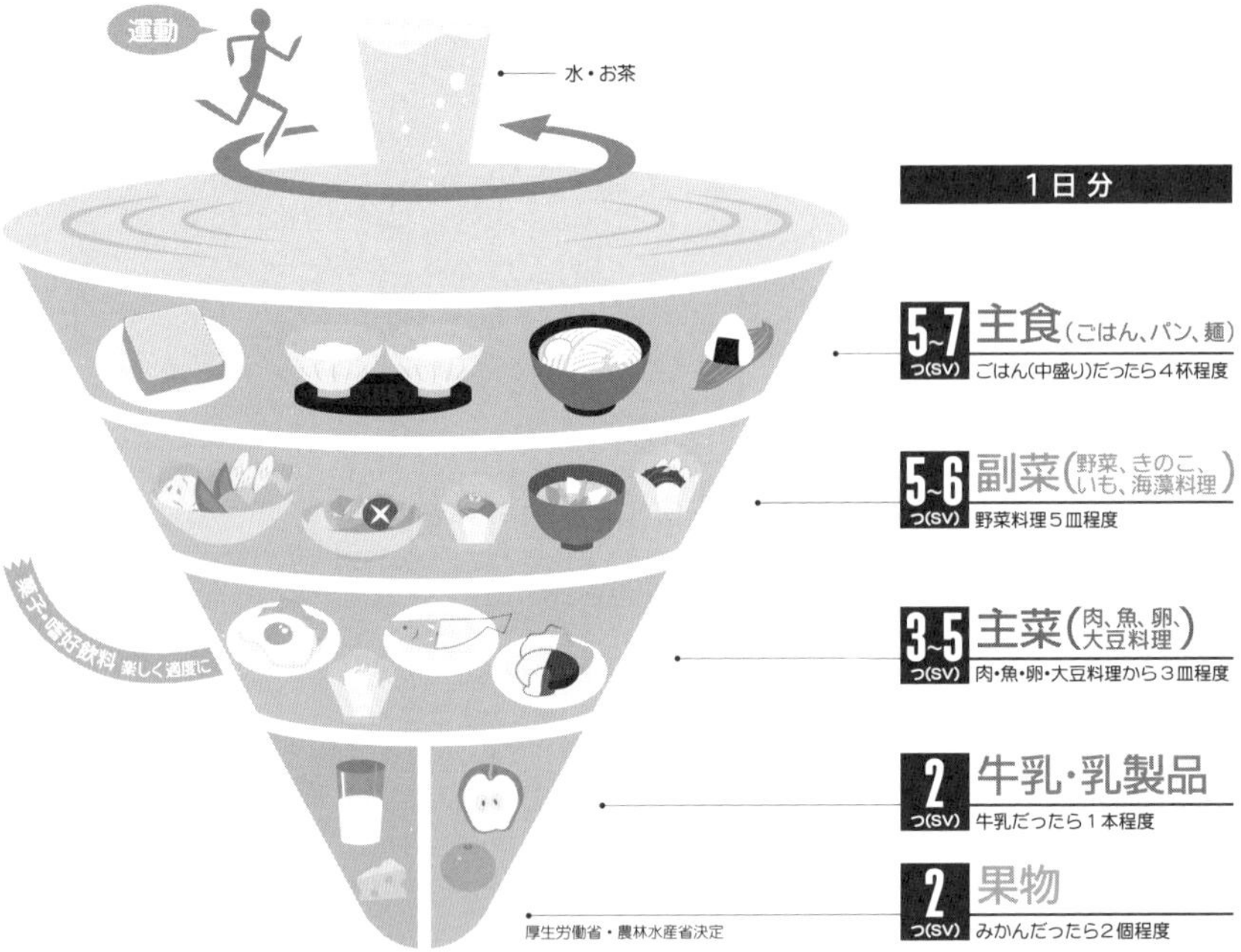

②入浴について

日本には、毎日のように湯船に湯を張り、風呂を楽しむ習慣があります。体を温めることにはリラックス効果があり、心身ともに癒されますし、血行が促進されて新陳代謝が進みます。もちろん体を清潔に保つこともでき、よい効果がたくさんあります。

ただし、皮膚にとっては注意しなければならない点があります。お湯が熱すぎたり、入浴時間が長すぎたりすると、皮膚の乾燥につながってしまいます。一般的に、お湯の温度は38～40度くらい、入浴時間は10～15分程度がよいといわれています。

③環境を整えましょう

ベッドやタンスの角に手足をぶつけてしまうということは、日常でよくあります。ぶつけても皮膚を傷つけにくいように、家具の角にカバーをつけておくとよいでしょう（写真5）。ホームセンターなどで簡単に手に入ります。

また、床に物がたくさん置いてあると、ぶつけたり転んだりする原因になってしまいます。日頃から整理整頓を心がけ、ケガをしにくい環境を作りましょう。

介助するときに気をつけたいこと

皮膚が弱くなる原因のひとつに、加齢に伴う変化があります。さらに、高齢になると日常生活そのものにもさまざまな影響があり、介護を受けながら生活され

写真5　カバーの使用例

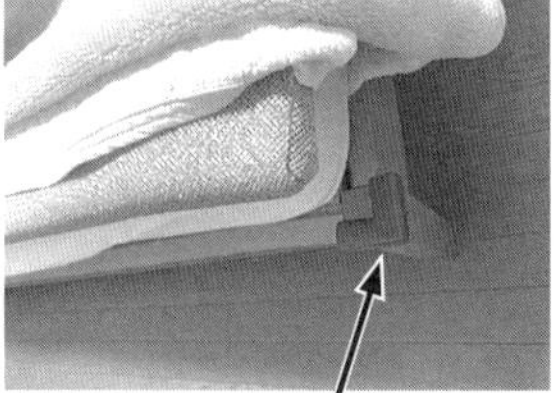

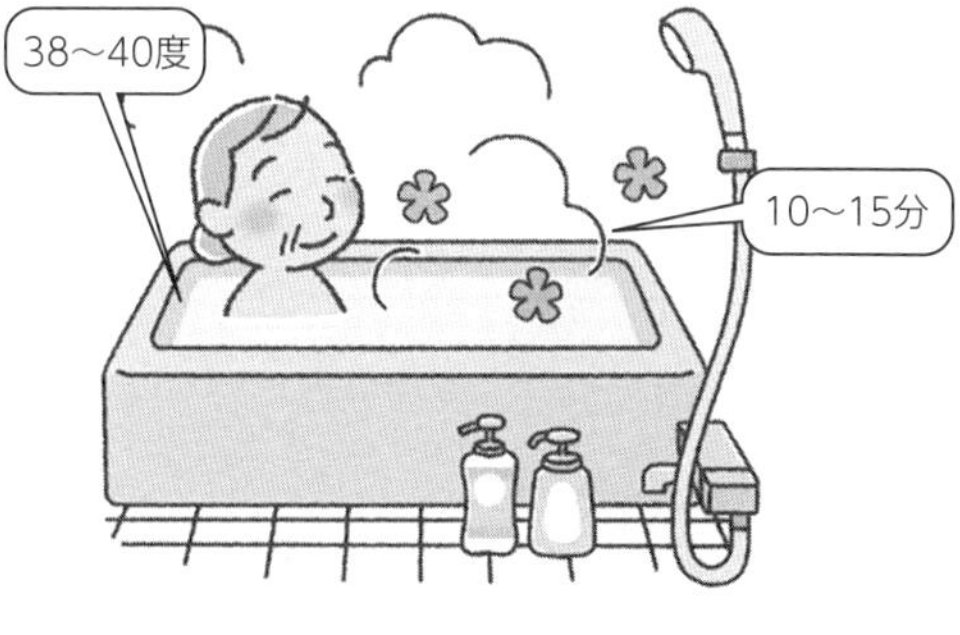

る方もいらっしゃいます。

まれに、介護者が体の向きを換えたり、姿勢を整えたりするときに、皮膚を傷つけてしまうことがあります。不用意に体を引っ張ったり、引きずったりして強い摩擦をかけない、手足は握らずに下から支える（写真6）、などの工夫が必要です。

また、車いすのフットレスト（足を乗せる台）（写真7）に足が引っかかってケガをされることがしばしばあります。車いすに乗り降りするときは、介助する側、される側がお互いに声をかけあい、十分に安全を確認してから動くようにしましょう。

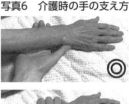

皮膚はボディイメージをつくる

皮膚にはさまざまな刺激から体を守る役割以外に、「ボディイメージ」をつくるという面もあります。年齢を重ねると、皮膚にもしわやたるみが増えてきます。そのうえに傷やあざが加わったご自身の姿を見て、「年を取ったなぁ、弱ってしまったなぁ」と気持ちまで落ち込んでしまう方がいらっしゃいます。心も体も健康でいるために、皮膚の健康はとても重要です。

今回ご紹介したスキンケアの基本は、コツコツ続けていくことで効果が得られます。すべてを行うことが難しければ、部分的に、できるところから始めていただくだけでも十分です。ご自身の健康を、皮膚から見つめ直してみませんか。

写真6　介護時の手の支え方

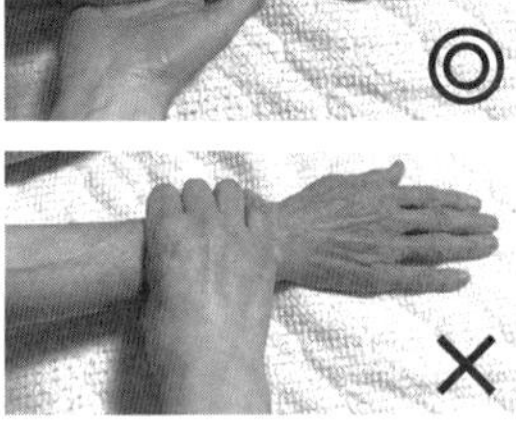

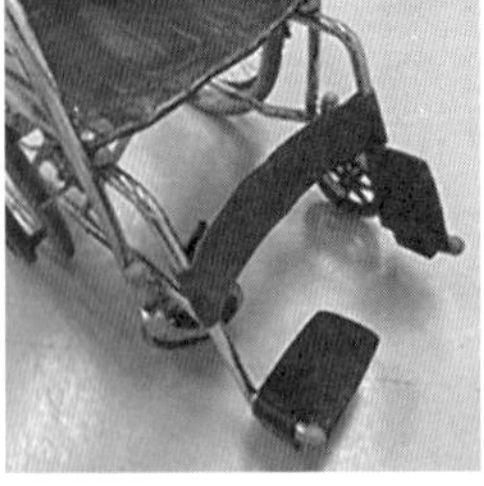

写真7　フットレスト

車いすに乗るときは、フットレストを倒して足を乗せる。乗り降りするときにこれを正しく使用しないと、フットレストの角に足が引っかかりケガをするおそれがある

コラム
Column
2

人生100年時代の人生観

大学事務局　安永 早利

「人生100年時代」とは、100歳まで人生が続くのが当たり前となる時代のことで、2016年に出版されたイギリスのリンダ・グラットンの著書『LIFE SHIFT 100年時代の人生戦略』の中で提唱された言葉です。著者の研究を元にすれば、2007年に日本で生まれた子どもが107歳まで生きる確率は50%です。超長寿社会の新しいモデルを構築する取り組みが必要とされ、17年には首相官邸に「人生100年時代構想会議」が設置されました。

厚労省の発表では、国内の100歳以上の高齢者の数が昨年（20年）初めて8万人を超えました。日本の総人口が約1億2,500万人ですから、約0.06%（約2千人に1人）が100歳以上、という計算になります。その約88%にあたる7万人以上が女性です。

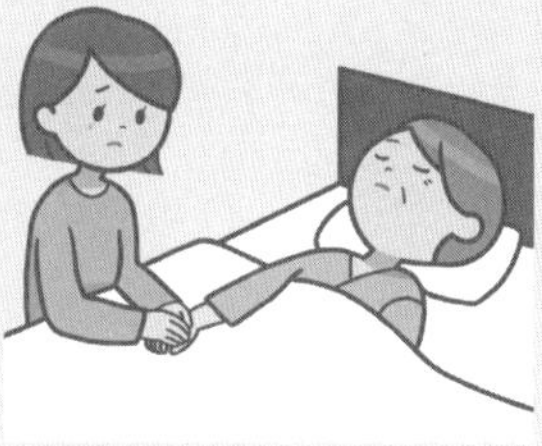

みなさんの身近に、100歳以上の方はいらっしゃいますでしょうか。100歳近くまで生きた方の話は周りでもけっこう聞きますが、実際に100歳を超えた方はあまり身近にいないかもしれません。しかし、かくいう私自身の祖母は101歳まで生きたのです。一方、母はがんと闘病の末、60歳という若さで亡くなりました。女性の平均寿命は約87歳ですから、祖母は14年長く生きることができ、母は27年早く亡くなったといえます。

この本を読まれている方も、状況はさまざまだと思います。健康で長寿を目指している人、実際に病気を患っている人、周りに病気を患った方がいる人…。人生100年時代といわれる中で、多くの方が健康長寿でありたいと願っていることでしょう。そのために役立つさまざまな情報が、このシリーズには詰まっています。

祖母の実例からすれば、自身が100年生きるという前提で人生設計することも重要ですが、母の実例からすれば長生きできるとも限らない。未来のことなので答えは出ませんが、身近な両者の人生を胸に、自身の人生観をしっかりと見つけていきたいと思います。

「おたがいさま運動」で、ささえあい・たすけあいのまちづくり

名古屋市立大学医学部　臨床教授／総合病院 南生協病院　院長　長江 浩幸

名古屋市の南医療生協では、〝おたがいさまシート〟で困っている人の悩みを拾い出し、住民同士で助けあう「おたがいさま運動」を行っています。〝治す〟だけから〝支える〟へ、地域の医療を変えたこの取り組みについて紹介します。

今の社会に必要な、地域でのささえあい・たすけあい

日本人の平均寿命は伸び続けています。1990年から2019年にかけての約30年間で、男性の平均寿命は75・9歳から81・4歳に、女性の平均寿命は81・9歳から87・4歳に伸びました。一方、自立した生活が送れる「健康寿命」は、平均寿命に比べて男性で約9年、女性で約12年も短いそうです。このことは、「誰かの助けが必要になる期間」が約10年かそれ以上続くことを表しています。

社会が高齢化する中、家族構成も変化しています。三世代世帯は86年には44・8％でしたが、19年には9・4％まで減少しました。代わって単身世帯（26・8％）、

図表1『「地域包括ケアシステム」事例集成』での南医療生協の紹介

南医療生協がすすめる協同のまちづくり　愛知県 名古屋市

【この事例の特徴】

- 地域のくらしのささえあい・たすけあいの協同を医療生協がマネジメントすることで、総合病院を中心としたくらしのネットワークを構築し、まちづくりにつなげている
- 基本理念「みんなちがってみんないい　ひとりひとりのいのち輝くまちづくり」。医療・保健・福祉といった施設内の活動にとどまらず、日常生活の改善にまで活動の対象を広げている

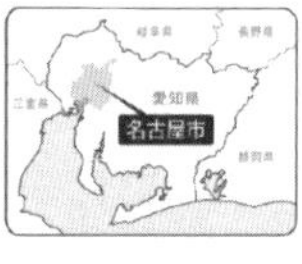

≪検討WGからの推薦メッセージ≫ 従事者、利用者とも、生活協同組合の手法を活用し、医療・介護・福祉にとらわれず、生活の場としてのまちづくりに取り組んでいる事例です。

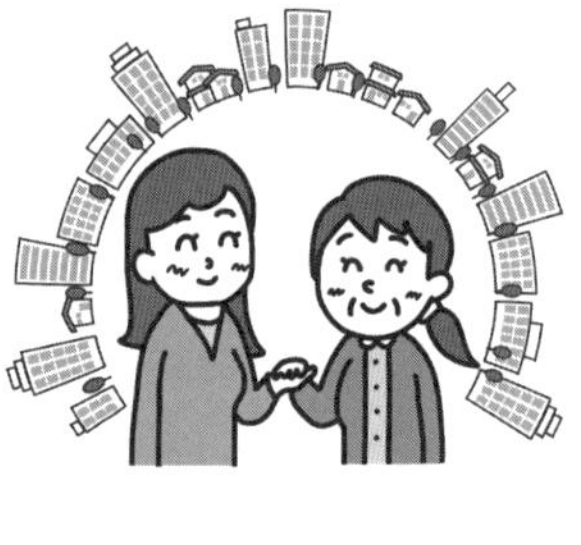

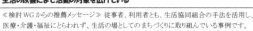

夫婦のみ世帯（32・3％）、親と未婚の子のみ（20％）という、いわゆる核家族が大半を占めるようになっています。

世帯人数が減る一方で、介護者の負担が大きくなっています。熱心に介護していた人が、疲れ果てた末に家族を手にかけてしまうという事件も起きています。早く周りにSOSが出せていたら、周囲がつらさに気づけていれば、とのコメントがくり返されています。

そのほかにも、子育て中の親、障がい者、外国人など、社会の中で生きづらさを抱える方が増えてきているのではないでしょうか。

こういった状況の中、住み慣れた地域で安心して暮らし続けるには、どうしたらよいのでしょうか。困ったときにお互いに声をかけあえる、助けを求められる、そんな関係があったら安心ですね。

ここでは、当院が属する南医療生活協同組合が行う、暮らしの困りごとを地域住民のささえあい・たすけあいで解決する「おたがいさま運動」をご紹介します。この取り組みは、厚生労働省の『「地域包括ケアシステム」事例集成（13年）』でも紹介されました。そこでは「従事者、利用者とも、生活協同組合の手法を活用し、医療・介護・福祉にとらわれず、生活の場としてのまちづくりに取り組んでいる事例」として紹介されています。

図表2　南医療生協の概況（2020年3月31日現在）

1）創立	1961年（昭和36年）11月12日
2）組合員数	92,547人（10月31日　93,517人）
3）出資金総額	約32億円
4）職員数	1,004人（うち常勤758人）
5）利用患者数（年間延べ数）	外来353,199人　入院121,715人
6）事業収入	114億2,000万円
7）理事会	理事37人（常勤9人、女性比率67.6%）
8）運営委員数	704人
9）機関誌配布	3274人　配布率89.3%
10）班と班会開催数	①年2回以上開催する班：地域に1,294班 ②年間班会開催数：11,075回

伊勢湾台風から生まれた南医療生協

南医療生協は、伊勢湾台風の被災地支援の医療ボランティアと、地域住民の協働作業の経験から生まれました。伊勢湾台風の２年後の61年、自分たちの診療所がほしいと、名古屋市南部の３０８人の住民が出資して結成されたのです。ボランティアに参加した若い医師や看護師らが、最初の診療所のスタッフとなりました。

被災地での助けあいから始まった協同組合活動は、地域住民の相互のささえあい・たすけあいの意識を醸成してきました。現在、名古屋市南部から知多半島・西三河地域に９万３千人の組合員がおり、病院、診療所、老人保健施設、高齢者住宅、訪問看護・訪問介護など、医療・介護・暮らしに関わる65の事業所を持つ組織になりました。

南医療生協には、地域だんらんの単位としての班会（組合員３人以上で構成）が１２９４班あり、日常的に健康チェックや健康づくり、趣味の活動を行っています。班が集まって支部（１０３支部）、支部が集まってブロック（19ブロック）を構成し、地域の意見を事業に反映させる仕組みがあります。

班会の活動メニューは多彩で、「病気の話・保健予防の話」「健康づくり・体操」「茶話会・食事会」「ちぎり絵・絵手紙」「健康チェック・健診お誘い」などを、自宅や集会所、生協の事業所、街なかで開催しています。こうした「たまり場」で、地域の人たちが楽しく出会い、気軽に交流できます。19年度には、全体

図表3　南医療生協の組織（2020年3月31日現在）

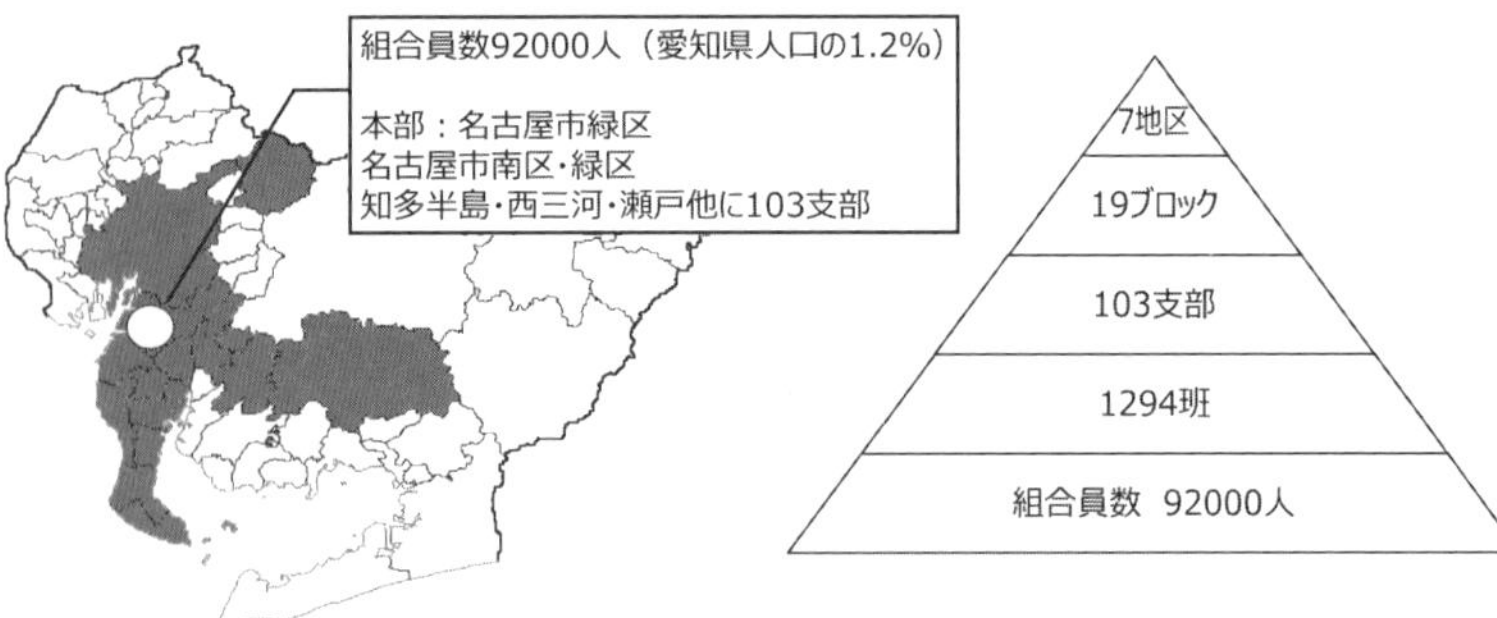

で1万1075回の班会が開催されています。

地域住民の力を活かす「おたがいさま運動」

2011年より南医療生協は、地域の組合員の力を借りる「おたがいさま運動」を始めました。

おたがいさま運動は、

①困っている本人が、または困りごとがあると気づいた職員や地域住民が本人と相談し、サポートを要請

②〝おたがいさまシート〟と呼ぶ用紙に困りごとを記入し、南医療生協の「地域ささえあいセンター」に提出

③センターは相談事の内容に応じて、支援先を検討。専門家につなぎ、利用できる制度があるようならそれを活用する。課題によっては「おたがいさまサポーター」[※1]に依頼をする

という手順で進められます。

病院が関わった事例をひとつ、ご紹介します。

【遺される夫を支えた地域の力】

夫・Kさん、妻・Yさんはともに60歳代で、子はなく夫婦2人世帯です。Yさんは進行がんで、年末から緩和ケア外来に通院されていました。通院には毎回、

図表4

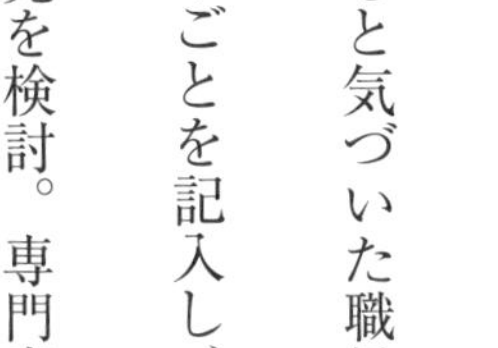

世話人3274人配布率89.3%
(20年6月)

機関紙手配り
つながりづくり

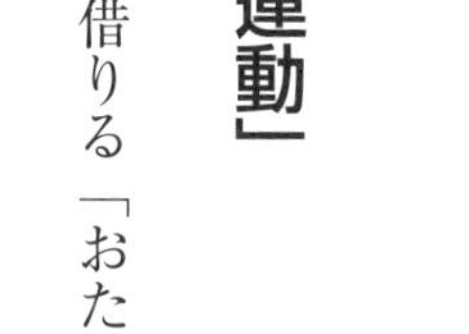

南医療生協の機関紙「健康の友」は、すべて組合員による手配りです。毎月50346軒の組合員さんの手元に届いています。配布率は全県で79.2%。支部のある地域では89.3%です

※1 おたがいさまサポーターは、南医療生協の組合員や職員有志による無料ボランティアで、現在1539人が登録しています。

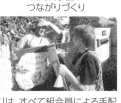

夫のKさんがつき添われていました。

Kさんは足に障害があり、当初はYさんの方が元気で、夫を気遣っておられました。実際Yさんの心配は、自分のことよりも、残される夫の行く末でした。

3月、Yさんに強い痛みが現れ、緩和ケア病棟に緊急入院されました。幸い数日後に痛みは軽減し、退院可能になりましたが、体力が低下しており、以前のような暮らしはできそうにありません。自宅で過ごすにはまず、2階のベッドを1階に移さなければなりませんでした。しかし、夫婦だけで家具を移動するのは困難でした。

ここで病棟スタッフが『自宅に戻りたい方がいます。誰かベッドの移動に協力してもらえませんか』と〝おたがいさまシート〟で依頼をしました。この要請に、地域の男性ボランティア「男塾」がすぐ反応。病棟スタッフも協力して、Kさん宅のベッドを1階に移動し、室内も片づけ、無事に自宅退院ができました。

退院後のYさんは、ひとり残されるKさんを気遣っておられました。Yさんは、『夫の話し相手をしてほしい』と〝おたがいさまシート〟を提出します。さっそく「男塾」のメンバーが対応。人見知りなKさんでしたが、「男塾」メンバーのたまり場の喫茶（サロン）に誘われ、

図表5　ひとりの困った!を解決する おたがいさまシートの流れ

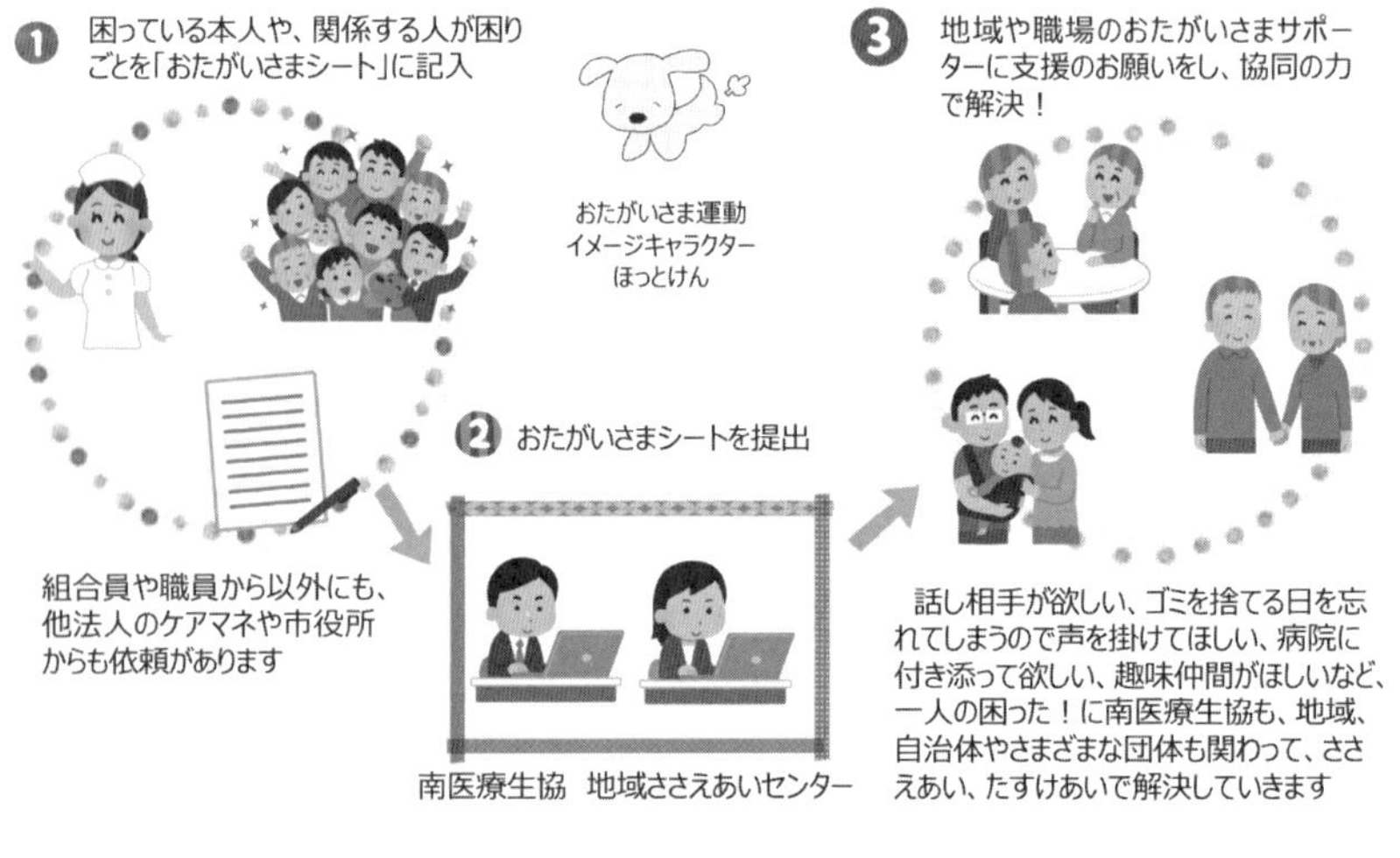

❶ 困っている本人や、関係する人が困りごとを「おたがいさまシート」に記入
おたがいさま運動
イメージキャラクター
ほっとけん
❷ おたがいさまシートを提出
❸ 地域や職場のおたがいさまサポーターに支援のお願いをし、協同の力で解決！
組合員や職員から以外にも、他法人のケアマネや市役所からも依頼があります
南医療生協　地域ささえあいセンター
話し相手が欲しい、ゴミを捨てる日を忘れてしまうので声を掛けてほしい、病院に付き添って欲しい、趣味仲間がほしいなど、一人の困った！に南医療生協も、地域、自治体やさまざまな団体も関わって、ささえあい、たすけあいで解決していきます

そこでメンバーと意気投合することができました。Yさんは「こんなにいきいきとした主人の顔を見るのは久しぶり」と喜ばれました。

Kさんは親族だけでなく、新たに知りあった周りの人たちの勧めで、地域の高齢者住宅に入居されることになりました。入居の翌日、Yさんは旅立たれました。その後、Kさんは助けてくれた「男塾」にメンバーとして参加し、元気に暮らしておられます。


病院の第一の使命は、病気を診断し治すことです。しかし、病気が治れば終わり、ではありません。Yさんのように、体力の低下などにより、退院後それまでのような生活には戻れない、という方をよくみかけます。

Yさんの場合は、病院と地域のボランティアが協力し、無事退院できました。さらに、Yさんの懸案だった夫の将来にも、地域の人とのつながりが生まれ、未来がみえました。退院後の暮らしを見すえながら、〝おたがいさまシート〟というささえあい・たすけあいの仕組みを活用して、暮らしの支援に取り組むことができた事例でした。

おたがいさまシートの利用状況

〝おたがいさまシート〟は、9年間で1700件以上が出されました。依頼内容は、地域での見守り・声かけ、庭の手入れ、掃除、ゴミ捨て、受診のつき添い、買い物、お参り、家具の修理、生活用品を譲ってほしい、飼い主さんの入院時のペットの世話、子守りなどです。

シートは病院だけでなく、介護施設や地域からも出ています。地元の社会福祉協議会など、生協外の施設からも出されています。年代も高齢者だけでなく、壮年や若者世代など、幅広い年代にわたります。外国人からの支援依頼もあります。

依頼が地域ささえあいセンターに届くと、センターの職員は該当支部のおたがいさまサポーターに「こんなシートが来ているけど、対応できますか?」と相談します。するとそれぞれのサポーターが「この日ならいいよ」とか「この部分はできるけど、この部分は職員の協力がほしい」とか、自分ができることを出しあいます。協力できるサポーターや関係職員と、支援が必要な本人やその家族とで「どうしたら解決できるか」を一緒に考え、問題を解決していきます。

目の前の問題が解決すれば終わり、ではありません。そこに関わるすべての人で、「そもそもなぜ問題が起きたのか」を話しあいます。今回はサポーターが手伝うけれど、次からはご家族も一緒にやってもらおう、などと、1度きりの支援にとどまらず、その方の暮らしが継続的にうまくいくようみんなで協力して考えていきます。

図表6　おたがいさまシートの提出状況

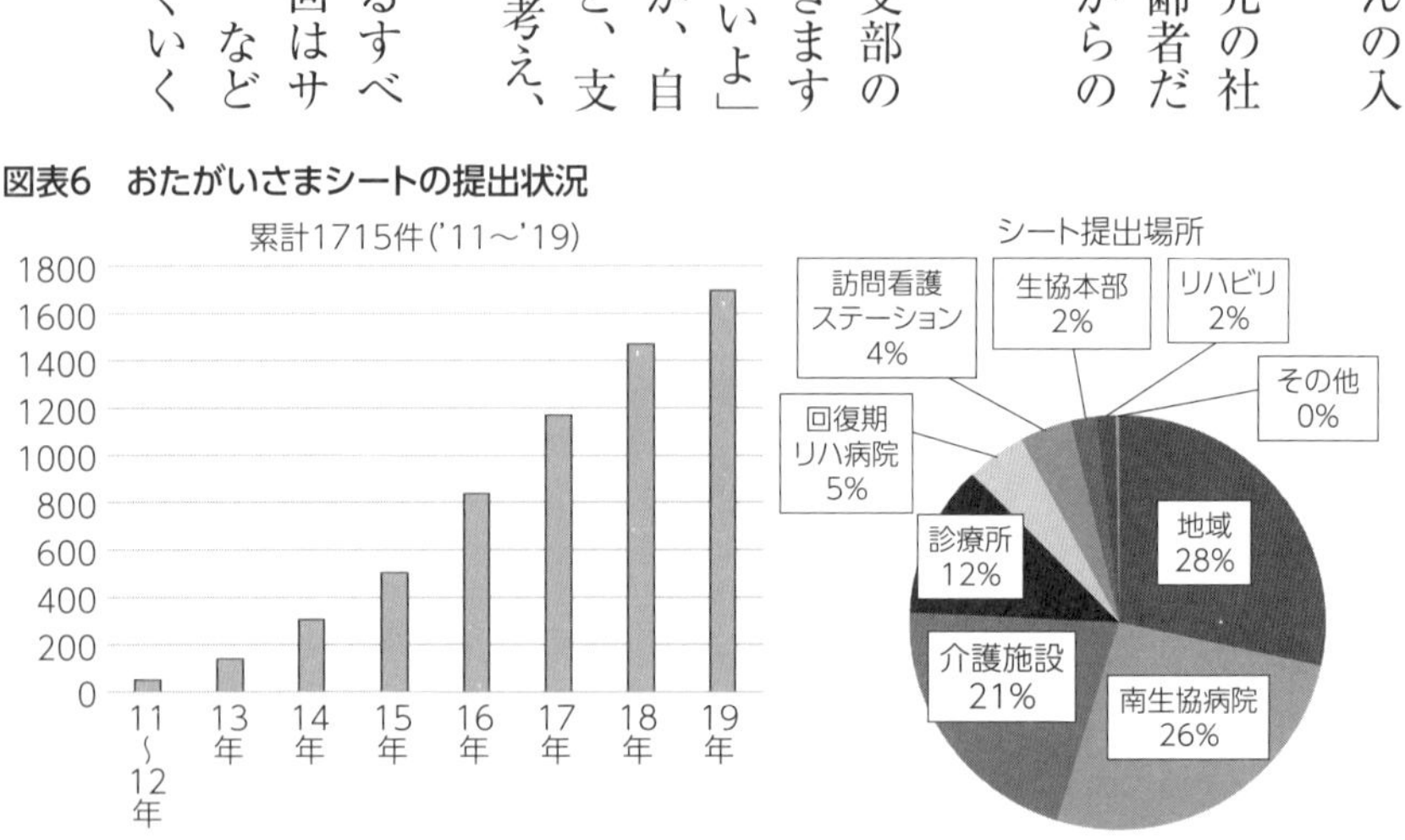

病院で治す医療から地域で治し支える医療へ

高齢者の中には、入院の原因となった病気だけではなく、高血圧や糖尿病、足腰の弱り、さらには認知機能の低下など、複数の病気を抱える方が多くいらっしゃいます。病気が治っても、暮らしには不安が残る方もいます。

これまで病院スタッフは、退院後の療養指導や生活指導はできても、実際の暮らしを「治す」ことや対処方法を「処方」することはできませんでした。〝おたがいさまシート〟が利用できるようになって、スタッフの視野も広がり、地域と関わるチャンスが増えています。

私自身、普段の診察で、患者さんの家族構成、趣味や困りごとなど、医療以外の質問をすることが増えました。ひとり暮らしの高齢者には、地域での声かけや見守りを依頼したり、職を探していた若い人を生協の事業所に紹介したりもします。医療を提供するだけでなく、患者さんの暮らしにも寄り添うことができ、充実感が生まれています。

おたがいさま運動で職員の目線も変化

おたがいさま運動の中で、病院職員の目線が変わったと思われる事例を紹介します。

図表7　おたがいさまシートの依頼内容

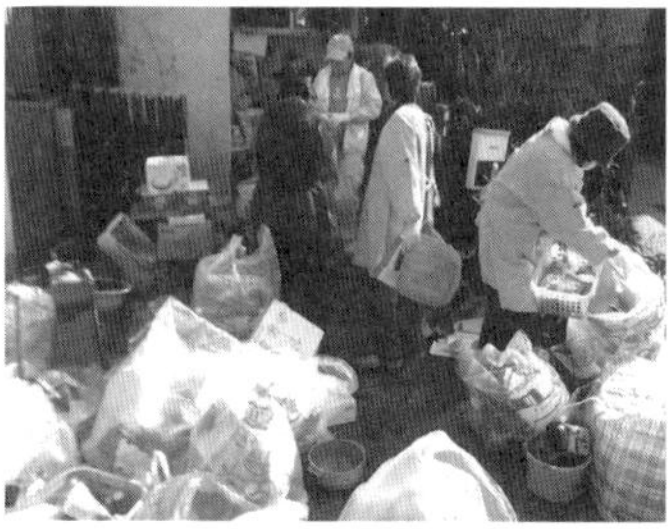

ご近所と一緒に「困っているお宅」の整理に乗り出し、ご本人もご近所も問題解決。これも、おたがいさまのおつきあいです

主な内容
1.つながり:見守り・声かけ、話し相手、役割・生きがい・班会、趣味仲間(将棋・囲碁・旅行仲間・書道など)
2.住まいの困った:庭の手入れ、掃除、ゴミ捨て、家電修理、食事、引越し、家具設置、草花世話、電球交換、網戸張替え、障子張替え
3.つき添い:受診、買物、お参り、散歩、花見、外出
4.生活用品:つくってほしい、修理してほしい、譲ってほしい
5.ペット:お世話(飼い主さんの入院時・長期不在時)、もらい手探し
6.そのほか:子守り・食べ物がない・そのほか
★ほとんどは、ちょっとした困りごと。深刻な困りごとは事業所も対応します

【夫婦揃っての入院】

Wさんの妻・Sさんは、50歳代で脳出血を患い、半身が不自由になって、車いす生活となりました。それから10年余り、WさんはひとりでSさんの介護をしてこられました。しかし、Wさんにがんが見つかります。医師から手術を勧められましたが妻のことが心配で、Wさんは手術どころか、通院もやめてしまいました。

1年後、Sさんが訪問看護を受けることになりました。南医療生協のケアマネジャーが自宅を訪問したところ、Wさんが体調不良で苦しんでおられました。前医に受診しましたが、すでに末期状態とのことでした。

Wさんは自分の病気よりも、妻・Sさんのことが心配で入院を躊躇《ちゅうちょ》されました。がんを見つけてもらった急性期病院には、患者本人しか入院できません。しかし、夫婦揃って入院できるなら、Wさんも入院するかもしれません。ケアマネジャーは、おたがいさま運動の南生協病院なら応えられるのでは、と病院の連携室に相談しました。

事情を聞いて、連携室の看護師も知恵を出しました。要介護の奥さんを入院させ、夫にはつき添いとして入院するよう提案しました。やりくりが功を奏して、夫婦で地域包括ケア病棟に入院することになりました。

入院後、Wさんは緩和ケアを受け、Sさんには今後のひとり暮らしに備えて、介護サービスの見直しが行われました。まもなくWさんは旅立たれましたが、同じ病院内に入院中のSさんは毎日ベッドサイドに通い、夫を無事に看取ることができました。夫婦の暮らしぶりを知ったケアマネが援助依頼を発信し、それに病院の職員も協力して、無事に解決できた事例です。

おたがいさま運動が広がり、病院の職員にも、患者の暮らしの問題に関心を持ち、関わってゆこうという姿勢が生まれました。2人のこれまでの暮らしを大切にするために、ケアマネとか看護師とか、自分の仕事の枠にとらわれず、できることはしてみようという構えだったことが、よい結果につながったと考えています。

おたがいさま運動で病院も進歩

おたがいさま運動は、さらに進歩しています。これまでは「困った」と言われてから解決策を探ってきましたが、19年より、患者さんの暮らし向きについてこちらから尋ね、困りごとを積極的に見つける活動を始めました。〝くらしのドック健診〟と名づけて、退院前の患者さん全員に、退院後の暮らしに不安がないか声掛けしている病棟もあります。

〝おたがいさまシート〟により、病院スタッフも、退院後の暮らしの問題に大胆に、積極的に関われるようになりました。生協の組合員への加入や増資の訴えも、「生協に加入し、一緒に協同組合を強くしましょう。そうすればおたがいさまの安心な暮らしができますよ」と自信を持って勧められるようになりました。

11年、南医療生協は「よい医療・介護の４つの指標」を提起しました。

①社会的水準（現代の医療・介護の標準的な水準）の確保がされている

②不必要なことは行わない（過不足ない安全・安心な医療・介護の提供）

③（医療や介護のサービスを利用する本人の）納得と同意に基づいている

④地域社会にささえあい、たすけあいの地域ネットワークがある

です。

①から③は、病院組織内の努力で実現可能です。しかし、④の地域ネットワークは、従来の〝治す医療〟中心の発想では、病院が主体的に関われる課題ではありません。南生協病院では、おたがいさま運動が始まり、〝おたがいさまシート〟という手段ができたことで、病院の外の暮らしにも関わることが可能となり、「地域で支える医療」へと職員の視野も広がりました。

新型コロナ感染拡大の中でのおたがいさま運動

20年2月、日本でも新型コロナウイルス感染が広がりました。感染拡大を防ぐため3密（密閉・密集・密接）回避が求められ、人と人が集まることが難しくなりました。そんな中でもおたがいさま運動は生きています。

医療・介護の現場でマスクが枯渇したときがありました。訪問看護ステーションから、「マスクがなくて困っています」と〝おたがいさまシート〟が出されました。すると、地域の皆さんがさっそく、マスクを手作りしてくれました。

図表8

南医療生協の
「良い医療・介護」の４つの指標

① 社会的水準の確保がされている
② 不必要なことは行わない
③ 納得と同意に基づいている
④ 地域社会にささえあい、たすけあいの地域ネットワークがある

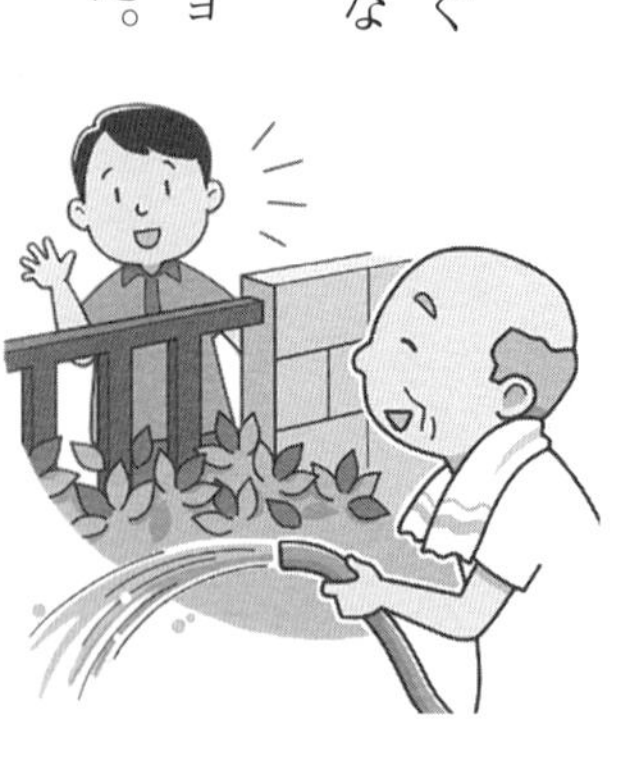

組合員さんたちは、自粛生活で足腰が弱るなど体調が悪化したり、孤立して困っている人がいないか、地域を回りました。3密回避が訴えられる中、戸別訪問をすることには懸念があったようですが、実際は「話し相手を待ってました」と歓迎されることが多かったそうです。

高齢社会になり、核家族が増え、人と人のつながりが希薄になっている中、「おたがいさま運動」は新たなつながりづくり、まちづくりに貢献しています。病院のスタッフにとっても、施設の枠を越えて人々の安心・安全な暮らしに関わる機会となり、医療活動そのものが〝治す医療〟から〝支える医療〟へと発展し、豊かになっています。

地域の困りごとが可視化される〝おたがいさまシート〟で、「手伝ってほしい」の声が届くことで、「求められるなら、やれることならやってみよう」という人ができてきました。さらに、助けられた人が今度は助ける側に回り、おたがいさまのまちづくりが広がっています。

生活協同組合は、班活動など気軽に要望（ニーズ）を持ち寄ることができる〝場〟を提供してきました。家族の介護力が低下する中、安心して暮らしたいという住民のニーズに基づく「おたがいさま運動」は、今後のまちづくりのひとつのモデルになるのではないでしょうか。

図表9　おたがいさまシート

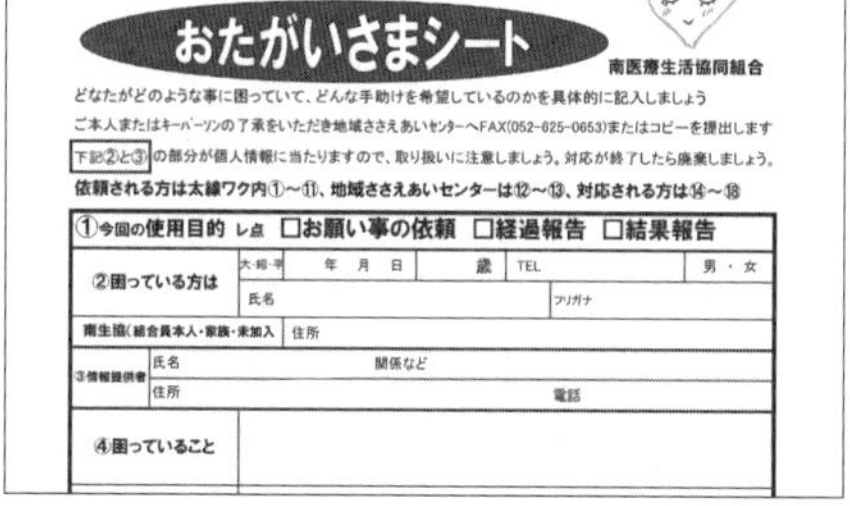
ほどよいおせっかいで結ぶくらしの協同

おたがいさまシート

南医療生活協同組合

どなたがどのような事に困っていて、どんな手助けを希望しているのかを具体的に記入しましょう

ご本人またはキーパーソンの了承をいただき地域ささえあいセンターへFAX(052-625-0653)またはコピーを提出します

下記②と③の部分が個人情報に当たりますので、取り扱いに注意しましょう。対応が終了したら廃棄しましょう。

依頼される方は太線ワク内①～⑪、地域ささえあいセンターは⑫～⑬、対応される方は⑭～⑱

①今回の使用目的 レ点　□お願い事の依頼　□経過報告　□結果報告

②困っている方は	大・昭・平	年 月 日	歳	TEL	男・女
	氏名			フリガナ	
南生協(組合員本人・家族・未加入	住所				
③情報提供者	氏名	関係など			
	住所			電話	
④困っていること					

糖尿病ものがたり

名古屋市立大学医学部　臨床教授／旭ろうさい病院糖尿病・内分泌内科　主任部長
小川　浩平

糖尿病は、発症してから人生の最後まで続きます。完全に治ることはなく、放置すれば重大な合併症という形で自身に返ってきます。わたしが見てきた患者さんたちのものがたりを、いくつかご紹介します。

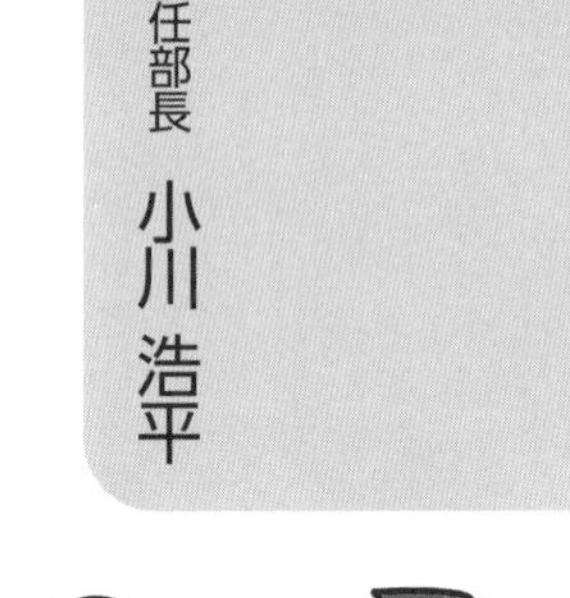

糖尿病は放置してしまいがちな病気

糖尿病は難しい病気です。

インスリンは、血液中のブドウ糖を細胞にとり込ませることで血糖値を下げる、大切なホルモンです。このインスリンの分泌低下と抵抗性（インスリンの効きにくさ）により、血糖値が慢性的に上昇する病気が糖尿病です。

自覚症状は、程度によって異なります。著しい高血糖ではのどが渇き、たくさん水を飲んでしまうため尿量が増えます。全身のだるさや体重減少もみられます。

しかし、ほとんどの糖尿病では血糖値がゆっくりと上昇するため、体が慣れてし

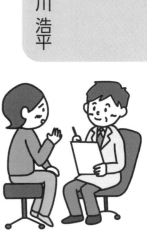

まって〝無症状〟であることが多く、検査をしないと見つかりません。したがって健診を受ける機会のない方に、糖尿病の長期放置がよくみられます。

また、糖尿病の診断がなされても、特に30〜50歳代の現役世代では、仕事などで忙しいからと治療を中断するケースがたいへん多くあります。個々の事情を伺うと、無理もないと思うこともあります。

糖尿病を長期間放置すると、足切断手術が必要になる場合も…

放置しがちな糖尿病ですが、数年から十数年経過すると合併症が進行します。高血糖[※1]は血管に障害をもたらします。糖尿病の合併症は、「細小血管障害」と「大血管障害」に分類されます。細小血管障害には、神経障害・網膜症・腎症が挙げられ、大血管障害には心筋梗塞・脳梗塞・足の血流障害が挙げられます。ほかに、感染症・歯周病・認知症も糖尿病の合併症とされています。

ひどく進行した合併症は、患者さんにとってたいへんな痛手となります。たとえば糖尿病足壊疽《えそ》は、切断手術しか治療手段がありません。

重い合併症は生活の質を悪化させ、患者さんが前向きに生きる気力をそいでしまいます。ですから、糖尿病の治療目的は、合併症を進行させないことです。

※1 ブドウ糖はタンパク質と反応(糖化)して化合物をつくり、最終的にAGEs(終末糖化産物)を形成する。高血糖状態が続くとAGEsが蓄積して、血管を傷害する。

毎日の糖尿病治療で感じるストレスは人それぞれ

糖尿病の治療は、食事療法、運動療法、薬物療法の3本柱です。糖尿病の原因はいろいろですが、発症してしまった後の対処は同じ。血糖を正常に保つため、程度に応じてさまざまな注意を払わないといけません。

食事の量・内容・タイミング、運動習慣、さらには内服薬や自己注射…。これらを毎日細かく管理することは、糖尿病患者さんにとって限りなく苦痛に思えてくるものです。健康なときは何も気にしなくてよかったのに、なぜこんな目にあうのだろうか、と。治療が生涯続くかと思うと、絶望的な気持ちに陥る患者さんもいます。

糖尿病に対する感じ方は、人それぞれです。不条理に対して怒りを抱く人もいます。糖尿病であることを否認したり、こんなものは何でもないと自分に言い聞かせる人もいます。真剣に受け止めず、ただ無頓着に今まで通りの生活を送る人もいます。患者さんひとりひとりに、その方なりの病気に対する受け取り方や考え方、〝糖尿病についての思い〟があります。その思いは、行動や発言に表われてきます。

私はこれまでたくさんの糖尿病患者を診てきました。中にはとても個性的な患者さんや、忘れられないエピソードがあります。それを〝糖尿病ものがたり〟と

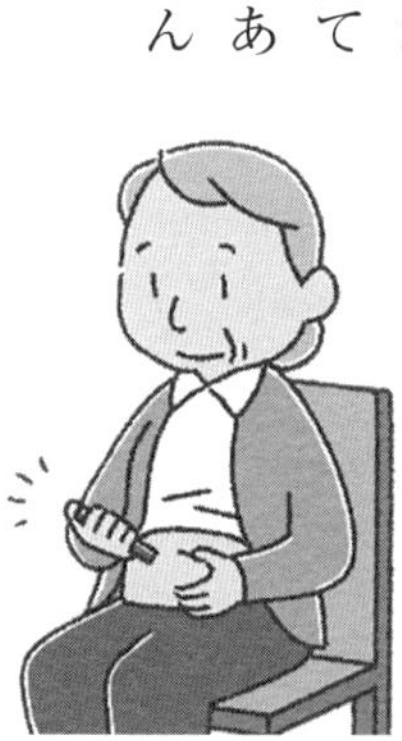

して、掘り下げて書いていきたいと思います。

なお、ここで登場する方の糖尿病はすべて「2型糖尿病」です。2型糖尿病は、遺伝的素因に生活習慣などの環境因子が加わり発症する、最も多いタイプの糖尿病です。1型糖尿病[※2]などは少数派で、世間一般で糖尿病といえば2型糖尿病を指します。

「糖尿病食はトリのエサだ」 60歳代 女性 Aさん

【体　格[※3]】やや太め　【罹病期間】10数年
【合併症】網膜症と腎症は軽度、大血管障害なし

Aさんは専業主婦で、夫と2人暮らし。友人とのおつきあいが活発で、外食が多い方です。かかりつけのクリニックで糖尿病の治療を受けていましたが、HbA1c[※4]が10％を超えてしまい、当院に紹介されました。

Aさんは、ちゃんとクリニックで処方された薬を飲んでいるのに、なぜ糖尿病が悪くなるのかと不満を抱いていました。糖尿病についての知識は、テレビの健康バラエティ番組で得たものくらい。血糖によいとテレビで紹介されていた食べ物を、積極的に摂取していました。

診察の結果、糖尿病教育[※5]のための入院を勧め、入院していただきました。入院では糖尿病食をお出ししますが、見た目がとてもみすぼらしく、味も薄い。「こ

※2　1型糖尿病
主に自己免疫の異常により、膵臓のベータ細胞が障害され、インスリン分泌が低下または枯渇して発症する糖尿病。生活習慣は関係なく、2型糖尿病とは大きく異なる。

※3　体格
患者さんを【体格】で分類するのは、体格が糖尿病のタイプを推測するのに役立つからです。

一般的に、肥満の方は、インスリン分泌は保たれているがインスリン抵抗性が強い(インスリンの効きが悪い)タイプ、やせ型の方はインスリン分泌が低いタイプです。過去の体重の変動も、たいへん参考になります。

※4　HbA1c
血液中で酸素を運ぶ「ヘモグロビン」とブドウ糖が結合した物質で、この値から、過去1～2カ月の血糖コントロールの状態がわかる。合併症予防の目標値は7.0％未満。

※5　糖尿病教育
医師・看護師・薬剤師・管理栄養士・理学療法士・検査技師など、多職種によるチームで、患者さんに対して総合的に、集団または個別で行う指導。糖尿病についての学びと、実際の治療を行う。

んなの食べられたものではない」と腹が立ってきて、見出しの発言に至りました。糖尿病教室で説明される内容にも、どうせこんなことできっこないと、受け入れを拒否する傾向が見られました。

入院後半には態度が軟化し、間食を減らしてみようなどと前向きな言動が少し出てきましたが、退院後はクリニックに戻ったので、その後の経過は不明です。

〈解説〉

患者さんにも心の準備というものがあります。病院の糖尿病食を見て、嫌になることもあるでしょう。

患者さんによっては、現実的なアドバイスのほうが役に立つこともあります。飲み物はジュースではなくてお茶にする、間食はゼロカロリーのゼリーにするなど、本人の受け入れ可能な範囲で代替[※6]を提案していくと、「それならやれそう」と受け入れてもらえたりします。

理想的な生活習慣を100点、普段の生活を20点とすると、50から60点をまず目指しましょうと、ゆるめにお話しする場合もあります。治療を中断すれば、糖尿病は必ず悪化してしまうので、長い目で見て、できることから着手していくことも大事だと考えています。

写真1　とある日の旭ろうさい病院の糖尿病食

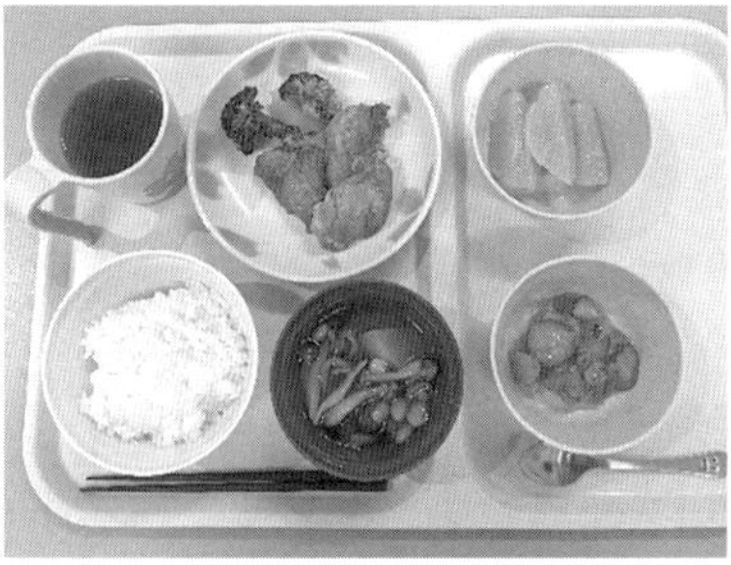

糖尿病食のポイントは、①適正な摂取エネルギー量、②栄養素のバランス。写真の糖尿病食は1日1600kcalの昼食で、米飯は170g

※6　ほかに、朝食をコンビニで買うとしたら、菓子パンではなくおにぎりにする、コーヒーに砂糖を入れる代わりに人工甘味料を入れるなどさまざまな提案があります。

「あたしはパンチが効いているものじゃないと食べたくないの」 70歳代　女性　Bさん

【体　格】やせ気味　【罹病期間】30年
【合併症】末梢神経障害（足先のしびれ）あり、網膜症は軽度、腎症は3期で高度タンパク尿あり、腎不全が進行しやすいタイプで、心筋梗塞もあり

Bさんは専業主婦で、夫と2人暮らし。長男夫婦が近くに住んでいます。濃い味つけの肉料理や揚げ物が好物で、野菜は若い頃から嫌いで食べません。

Bさんは当院かかりつけで、糖尿病教育入院をしたこともあります。腎臓が悪いため、入院中の食事はタンパクと塩分が制限された「腎臓食」でしたが、味が悪いという理由でほとんど食べず、個別栄養指導で見出しの発言に至りました。当時の精密検査でインスリン分泌能の低下を指摘され、主治医にインスリン自己注射を勧められましたが、これも断っています。

ウォーキングはがんばっていますが、食事制限を受け入れる気はありません。悪くなったらそのときはそのとき、と考えています。

〈解説〉

濃い味を好む糖尿病患者さんは動脈硬化が進行しやすく、心筋梗塞や脳梗塞が多発し、糖尿病性腎症[※7]の進行も早くなります。

しかし、食事の好みは幼少期からと歴史が長く、そう簡単に変えられるものではありません。その人（その家族）なりの食文化があって、強引な指導は患者さんにとっては〝文化的迫害〟ともいえます。

この患者さんは、腎臓内科専門医から説明と指導を受けても、長年の食習慣を変えられませんでした。8年が経過した今、予想通り末期腎不全状態となっていますが、Bさんは〝透析はしたくない〟と明言しています。透析を受けさせたいご家族とで意見がまとまらず、腎臓内科専門医が両者にくり返し説明を行っています。

こういうケースは年々増えています。現在日本では後期高齢者の透析導入が増えており、倫理面でも難しい状況となっています。

※7 **糖尿病性腎症**
初期には症状がないが、進行し尿タンパクが増加すると、むくみや高血圧などが現れ、腎不全が段階的に進行する。ほぼ正常の第1期から腎不全の第4期、透析が必要になる第5期まで、5段階ある。現在、透析導入に至る原因で最も多いとされている病気。

「レーザーが怖かった」 50歳代　男性　Cさん

【体　格】やや太め　【罹病期間】約20年
【合併症】右足壊疽、大腿《だいたい》切断にて義足あり、両手杖歩行

Cさんは、高齢の両親と3人暮らし。母親は病気のため食事の用意ができず、外食や弁当中心の食生活でした。2型糖尿病を発症したのは、25歳のとき。血糖

コントロールは不良でしたが、病院職員として働いていたので、治療を継続しやすい環境でした。40歳代後半でほかの病院への転職が決まりましたが、転職先に内科がなかったため、当院に紹介されました。

来院当時のCさんのHbA1cは8%程度でした。くわしく聞くと、これまで眼科受診歴がないことが判明。当院の眼科を受診した結果、進行した網膜症と診断され、レーザー治療が必要との説明を受けました。レーザー治療と聞き怖くなったCさんは、そこで通院を自己中断してしまいます。

5年が経過したある日、靴ずれで足に傷ができました。しかし痛みがなかったので放っておいたところ、数日後、右足に激しい痛みを覚え、全身がだるくなりました。ひざから下の皮膚は、紫に変色しています。

近くの皮膚科クリニックを受診したところ、皮膚科医から「ひどい状態なのですぐに[※8]大きな病院に行くように」といわれ、当院を受診しました。足は重度の壊疽でした。手術で大腿を切断し、術後は全身状態が回復。落ち着いて会話できるようになったところで、なぜ糖尿病治療をやめたのか伺うと、見出しの言葉が返ってきました。

〈解説〉

糖尿病には、網膜症[※9]という眼の合併症があります。この患者さんは、残念ながら糖尿病発症から20年で1度も眼科受診がなく、網膜症についての知識がなかったようです。

※8 糖尿病足壊疽の場合、糖尿病内科と整形外科にかかることが必要ですが、ほかにも合併症があることがほとんどなので、眼科、循環器科、腎臓内科、神経内科、リハビリテーション科などの診療科がある病院がよいです。

※9 糖尿病性網膜症
網膜の細い血管がゆっくり障害され、進行すると硝子(しょうし)体出血を起こして、大幅に視力が低下する。硝子体とは、眼球内腔を埋めるゼリー状の組織のことで、硝子体出血とは、硝子体内に入り込んだ血管が破れて出血すること。
網膜症は自覚症状なしに進行し、本人が気づいたときにはすでに回復困難となっている場合が多い。医師は糖尿病患者に、必ず定期的に眼科で検査を受けるよう指示をしなければならない。

レーザー治療は、進行した網膜症に対して出血を防ぐ目的で行われる、重要な治療です。この患者さんはレーザーと聞いて、ＳＦ映画のように目を撃ち抜かれるのでは…と怖くなってしまったようですが、実際のレーザー治療は低出力で行い、痛みもほとんどありません。

どうしてこのような誤解が起きてしまったのかについては、複数の要因が考えられます。医療者の説明不足があったかもしれません。Ｃさんのほうにも、知識不足に加え、怖さで冷静に対処できなかった、という感情の問題がありました。もしＣさんが教育入院中であれば、時間をかけた説明もできたでしょうし、治療を開始してみれば、それほど怖がることもないと実感してくれたでしょう。ほかの患者さんからの体験談も聞けたかもしれません。外来通院だったため、簡単に中断できてしまったことも残念でした。

糖尿病に対する正確な知識があれば、足切断に至ることはなかったかもしれません。紹介初診時に糖尿病教育入院をお勧めしましたが、仕事を理由に断られています。もっと強く勧めるべきだったと反省しています。

「施設入所は嫌だ、しばられるのは嫌いだ」

70歳代　男性　Dさん

【体　格】やや太め　【罹病期間】30年
【合併症】重度の末梢神経障害、網膜症で左眼を失明（52歳）、右眼視力は0・01、腎症2期、狭心症（58歳）、脳梗塞（63歳）

ミュージシャンのDさんは、エレベーターのない集合住宅でひとり暮らし。妻子がいましたが、失明したときに離婚しています。

神経障害や視力障害があるため、杖で歩行していますが、よく転倒してしまいます。今でもなじみのステージに立つことがありますが、神経障害のため、ギター演奏もうまくできなくなってきています。いろいろなことが思い通りにいかず、いらだちを感じるものの、若い頃の無茶な生活がたたっており、しょうがないとも思っています。介護保険は要支援2。訪問ヘルパーの助けを得て生活しています。いろいろ不自由はあるが、ひとり暮らしの気楽さが何より大切と考えていました。

ある日、共用階段から転落して頭から血を流しているところを、ほかの住民に偶然発見され、緊急入院しました。幸い重症ではなく、裂傷を縫合しただけで回復しました。入院したことをきっかけにソーシャルワーカーも交えて、自立支援施設などへの入所をお勧めしましたが、今の生活がそれなりに気に入っており変えたくない、自由を失うのは嫌だと拒否されました。

〈解説〉

Dさんは歩行スピードも非常に遅く、病院に通院すること自体も困難な様子です。しかし、今まで気ままにやってきたので、自由を奪われたくないという強い気持ちがあります。

Dさんの認知機能と聴力は問題がなく、本人の強い希望は尊重すべきケースです。慎重に見守って[※10]いくしかないと思われます。

「私たちはふたりで一人前なんです」

80歳代のご夫婦　夫Eさん、妻Fさん

【体　格】平均的　【罹病期間】30年以上
【合併症】夫は失明、妻は透析

このご夫婦にお会いしたのはずいぶん昔で、その後別のクリニックに紹介したこともあり記憶はあいまいですが、とても印象的なおふたりだったのでご紹介します。

お互いに体が不自由なふたりは、ふたりで支えあって暮らし、外出時も常にふ

※10　医師が積極的な介入をせずに見守る場合は、定期通院の際に、病状の悪化や危険な兆候を見逃さないようにするといったことしかできません。治療の強化が望ましいと医師が考えていても、患者が受け入れなければその程度にとどまります。
　もしDさんが施設に入っていれば、望ましい治療食を食べたり、時間的に規則正しい生活になったり、定期的なリハビリテーションを受けることができるでしょう。薬の服用のサポートも受けられます。転倒などの事故の発生率も下がると思います。

たり一緒に行動していました。
ある時の外来診察でのこと。診察室もご夫婦一緒です。奥様がお話しになって、ご主人は相槌《あいづち》を打つような感じでした。「お暮らしはさぞかし大変でしょう」と水を向けたら、奥様が「私は透析をやっているし、夫も目が見えません。ふたりとも半人前です。私たちはふたりで一人前なんです」とおっしゃいました。

〈解説〉

最後に心温まるケースです。おふたりとも重症合併症で大変だったと思いますが、笑顔を絶やさず、苦労を分かち合うような、慈愛に満ちた雰囲気でした。〝愛があればつらい合併症も耐えられる〟という様子が、忘れがたく心に残っています。

同じ糖尿病でも、やはり人それぞれですね。医療者もこの多様性を理解しないといけません。患者さんに画一的かつ高圧的に指導するというやり方は、行動変容をもたらせないばかりか、治療の中断にさえつながります。

わたしたち医療者は、患者さんの発言から病気に対する思いや考え方を〝ものがたり〟として捉えるように心がけています。それを踏まえて、患者さんによりよい医療を提供し、よい結果を残すように、今後も努めていきたいと考えています。

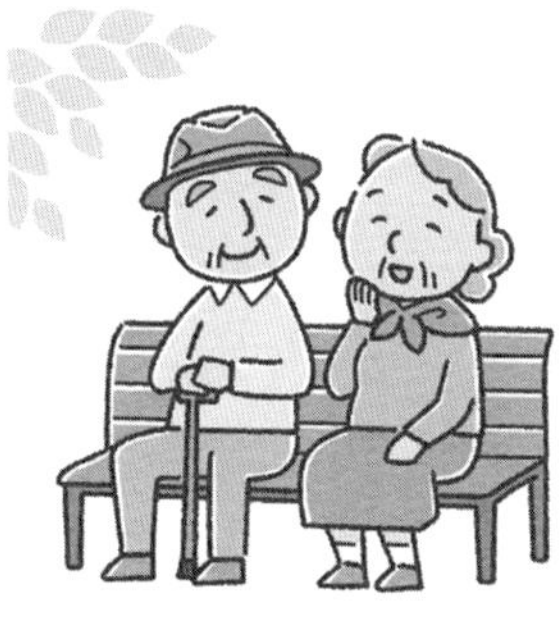

いろいろな病気に漢方を使おう

医学研究科地域医療教育研究センター　教授　野尻　俊輔

西洋医学は日々進歩しており、C型肝炎などほぼ完治するようになった病気もいくつかありますが、効果の強い治療では副作用が強く出ることもあります。漢方薬は西洋医学を補い、いろいろな場面で活躍できます。漢方薬を上手に活用して、元気に生活していきましょう。

漢方って何？

日本人医師の9割が、現在または過去に漢方を使用した経験があります。漢方薬を一度は飲んだことがある、という人も多いはずです。

そもそも漢方とはなにかというと、私たちが普段から接している西洋医学に対し、中国から発祥した1千年以上も前から続いている医療のことを指します（正確にはいろいろな流派や定義がありますが、ここでは省略します）。漢方診療には、特有の診察方法や治療方法があります。西洋医学と対立するものではなく、

図表1　病態の陰陽

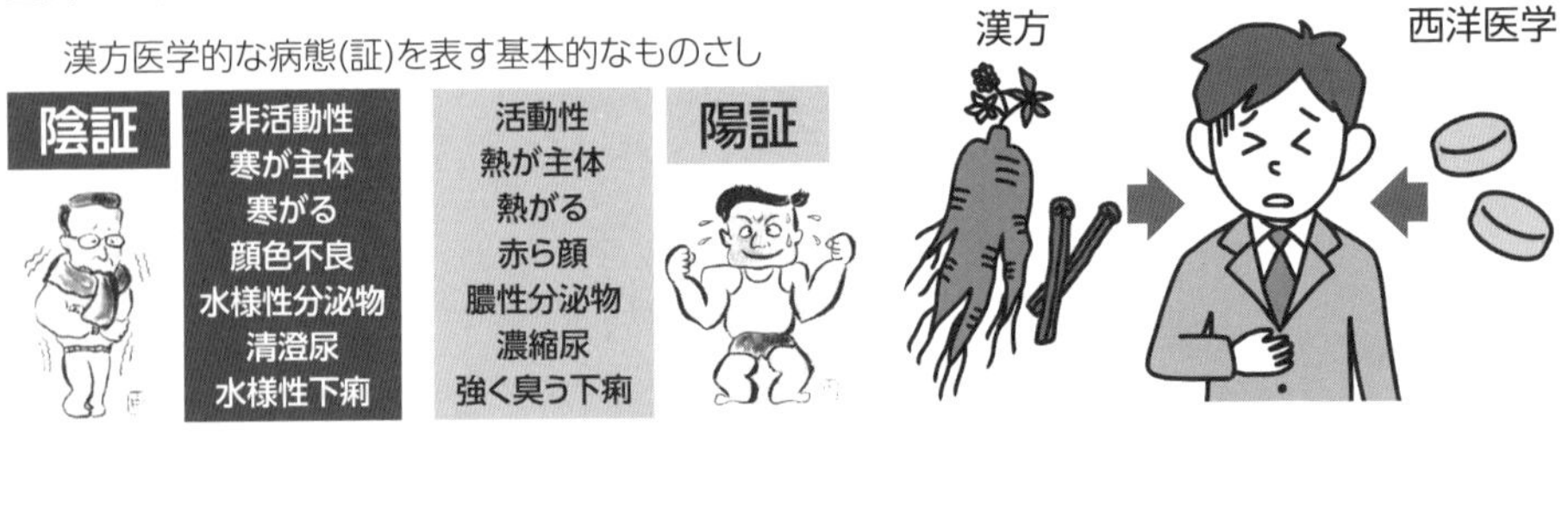

漢方医学的な病態(証)を表す基本的なものさし

陰証	非活動性 寒が主体 寒がる 顔色不良 水様性分泌物 清澄尿 水様性下痢	活動性 熱が主体 熱がる 赤ら顔 膿性分泌物 濃縮尿 強く臭う下痢	陽証

西洋医学での治療が思わしくないときや不十分なときに威力を発揮します。したがって、西洋医学と併用することも可能です。

漢方の診察は、全体的な病態の性質が陽性か陰性かを意味する「陰陽」(図表1)という概念を大切にします。そのほかに、虚実(体力が充実しているか虚弱なのか)、「寒熱」(身体に冷えがあるか、もしくは熱を溜めこんでいるか)、「表裏」(病気があるのは体表面か身体の深部か、一般的には表から始まり裏に向かって進行する傾向があります)、さらに「気・血・水」という特有の概念も併せて診察します。

大切なのは、どの臓器も独立して存在しているのではなく、互いに影響しあってバランスを保っている、という概念です。身体や病気を部分的に細かく分析する西洋医学とはずいぶん違った考え方になっています。まずは簡単に、漢方特有の診療法について説明しましょう。

漢方の診療はどのように行う?

漢方では、体は「五臓六腑《ごぞうろっぷ》」(図表2)で構成され、それらがお互いに調和を取っていると考えられています。さらに「気・血・水」という概念があり(図表3)、これらも併せて考えて最終的に〝証〟といわれる漢方特有の診断をし、処方を決定します。

治療には飲み薬の漢方薬を使うのが主ですが、中には鍼灸《しんきゅう》や、推拿《すいな》

図表2　五臓六腑の概念

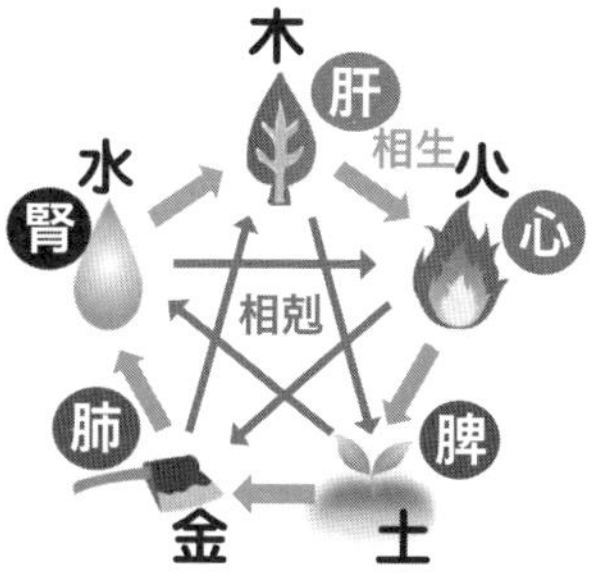

宇宙のすべてのものは「木・火・土・金・水」で構成されており、五臓もそれぞれに割り当たっている。これらはお互い産生、助長(相生)したり制約、抑制(相克)しあっている。漢方医学独特の考え方である

図表3　気・血・水の概念と役割

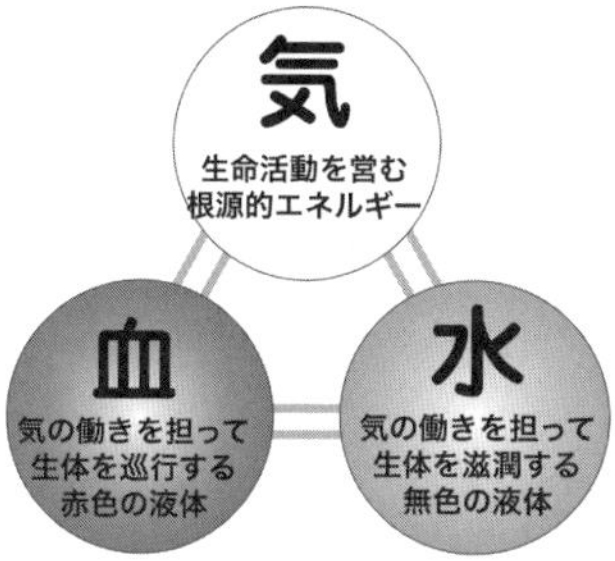

【気】働きだけがあって形のないもの。生命活動のエネルギー。不足(気虚)、うっ滞(気鬱)、もしくは逆流すると、病気を引き起こす

【血】血液とほぼ同意義。溜まると「うっ血」、不足すると「血虚」となる

【水】血液以外の体液のこと。溜まってくると病気を引き起こし、これを「水毒」という。浮腫、胸水、痰などもこれに相当する

（指圧や整体の源流とされる、中国の伝統的なマッサージ法）などを併用することもあります。

診察は、「四診《ししん》」といわれる4つの方法で行います。

①望診：視覚による診察。顔色の観察や舌診（写真1）
②聞診：聴覚（声の大きさ・おなかの鳴る音・おなかの中で水のポチャポチャする音が聞こえるかどうか）や嗅覚（便臭・口臭など）による診察
③問診：病歴と自覚症状（問診表）、患者の体質傾向（寒がりなのか、暑がりなのかなども）を聞き取る
④切診：触診（寒熱）、脈診（図表4）、腹診による診察

これらを総合的に判断して、漢方医学的病態（証）を決定していきます（図表5）。最終的には「六病位」という6つの病態に区分けして、薬の処方を決めていくことが一般的です（図表6）。

漢方薬の種類

漢方薬とひとくちにいっても、粉薬、水薬などいろいろな剤形があります（図表7）。「生薬」は、薬効のある草の葉や根、昆虫、鉱物、動物などを細かくしたもののことで、お湯で煮出し、お茶のようにして呑むのが通常の飲み方です。粉のまま飲む散剤や、練り上げて丸めた丸薬もあります。その時の症状に合わせてオー

写真1　舌診

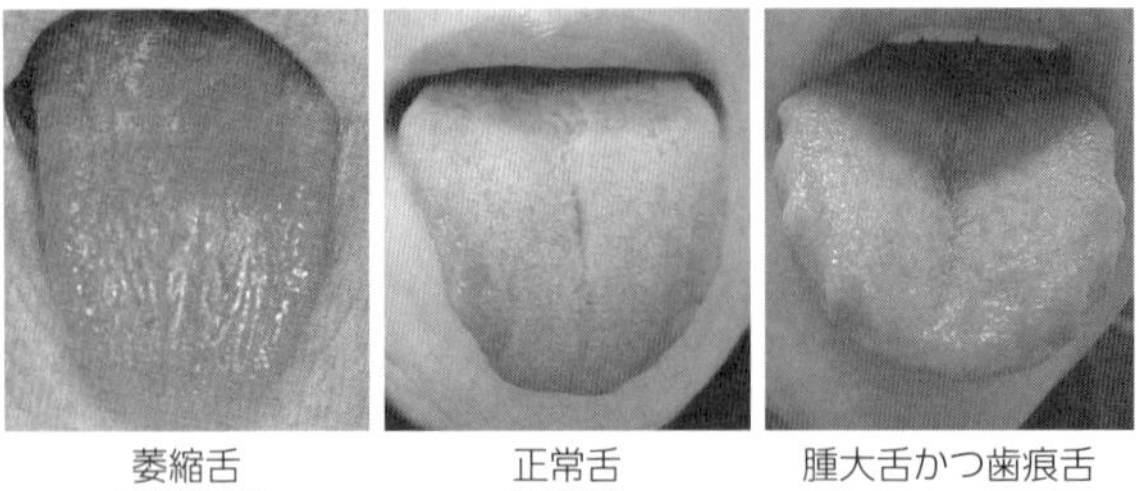

萎縮舌
ほぼ無苔

正常舌
微白舌

腫大舌かつ歯痕舌

正常の舌は淡紅色で、適度な湿り気がある。表面には白色の苔がある。
(右)水が溜まると、大きく腫れたり、周りに歯形がついてでこぼこになる。(左)萎縮したり、苔がなくなっている場合は、漢方では気、血、水が足りなくなった状態と考えられる。

ダーメードで調合されるので、細かい成分の足し引きができます。

病院で一般的に処方される漢方薬は、生薬の成分をエキスにした「エキス剤」です。こちらは製薬工場で一定の規格品として初めからでき上がったもので、微妙な調節はできません。また、生薬の方が一般的には処方の量も多く、エキス剤より強い効果があります。ただし、エキス剤は飲みやすく、毎日煮出す手間もありませんし、持ち運びが便利です。

ではここから、現代の高齢化社会によくある症状について、どのような漢方薬が使われるかをご紹介していきましょう。いずれもエキス剤として手に入るものです。

疲れに対する漢方薬

コロナ禍において、テレワークが推し進められています。どうしても家にいる時間が長くなり、パソコンの前で過ごすことが多くなります。肉体的な疲れとともに、精神的な疲労による慢性疲労を感じている方も多いでしょう。

大切なのはまず、疲れの原因を調べ、隠れた病気を早期発見することです。健康診断や人間ドックで異常が見つかったら、うやむやにせず専門外来受診をして、診断をつけましょう。うつ病などが隠れている場合もあります。それでも有力な原因が見つからないときには、漢方薬で治るケースがあります。以下に代表的な処方例を挙げます。

図表4　脈診

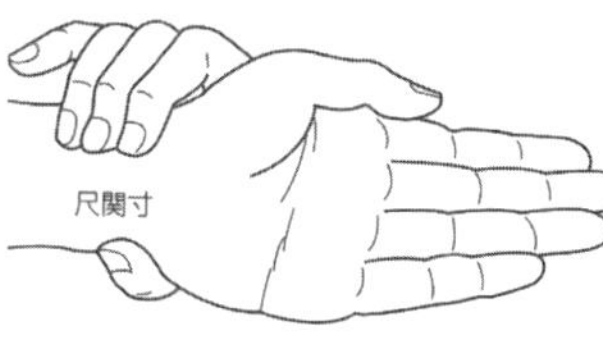

(図)日本東洋医学会
学生のための漢方医学テキスト　より

図表5　漢方の基本概念
(身体のアンバランスを測るものさし)

陰陽	虚実・寒熱・表裏などを包括する上位概念 新陳代謝が活発な場合が**陽** 新陳代謝が低下している場合が**陰**
虚実	抵抗力・反応力が低下している場合が**虚** 抵抗力・反応力が充実している場合が**実**
寒熱	温めると改善する冷えた病態が**寒** 温めると悪化する熱のある病態が**熱**
表裏	部位を示す尺度 体表面が**表**、身体深部(消化管)が**裏**
気血水	身体を構成する三大要素 **気虚・気鬱(気滞)・気逆・血虚・瘀血・水毒(水滞)**
六病位	病気(傷寒)の進行状況(闘病反応の場) **太陽病・少陽病・陽明病・太陰病・少陰病・厥陰病**
五臓	**肝・心・脾・肺・腎**

・**補中益気湯**《ほちゅうえっきとう》：主に気力が低下して疲れやすく、食欲がないときに使用します。息切れやめまい、慢性の下痢《げり》などがある場合にも有効です。
・**十全大補湯**《じゅうぜんたいほとう》：全身の倦怠《けんたい》感、ふらつきや手足のしびれ、筋肉のひきつれ、息切れ、動悸、食欲不振などの症状に効きます。
・**人参養栄湯**《にんじんようえいとう》：不眠、動悸、不安などが比較的強く出ているときや、慢性的に咳が出る人、息切れがある人に使います。
・**真武湯**《しんぶとう》：新陳代謝が落ち、活力の低下が著しく、全身が冷えて、食欲がなかったり下痢をする人に向いています。
・**茯苓四逆湯**《ぶくりょうしぎゃくとう》：非常に落ち込んだときに使いますが、一般には手に入らないので、実際は人参湯と真武湯を併用します。

老化による弱った体に対する漢方薬

体が弱って介護が必要になる前の状態を「フレイル」といいます。高齢者のフレイルは、単に身体能力が低下するだけではなく、精神的な問題も複雑に絡み合うのが特徴です。ゆえに西洋医学のみでは対処しきれないことがあり、漢方による治療が功を奏する例も多々あります。

元気を保つための大原則は運動と食事ですが、補助として漢方薬を上手に使いましょう。漢方医学の使用例をご紹介します。

・**補中益気湯**：食欲が落ちるとやがてフレイルになりやすいので、食欲を出やす

図表6　六病位の時間による経過

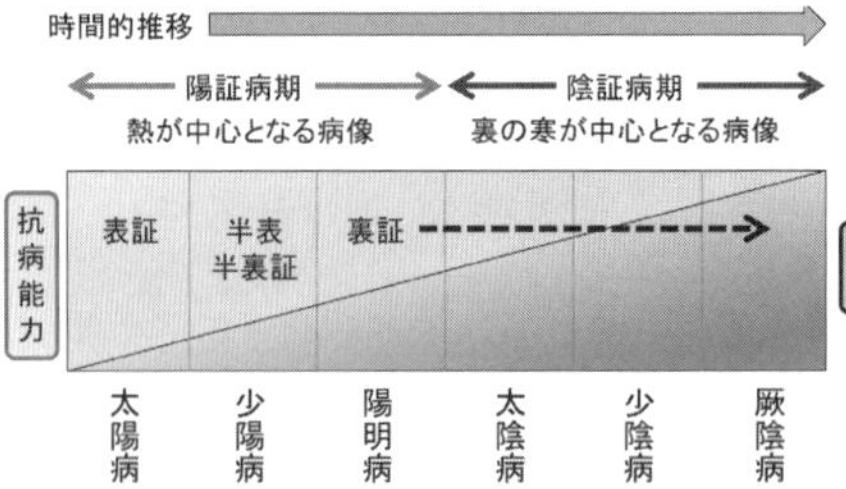

図表7　さまざまな剤形の漢方薬

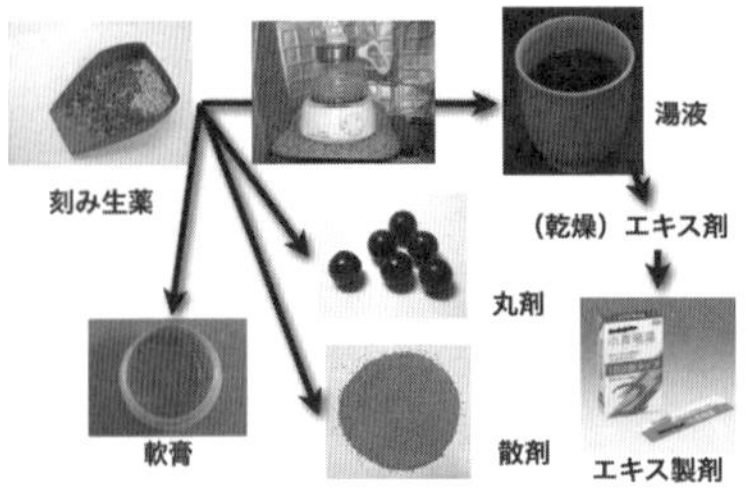

くするこの薬を使用するとよいでしょう。

・**十全大補湯**：全身がだるいなどの疲労感と、食欲不振があるときに効果を発揮します。補中益気湯よりも、食欲不振が長く、慢性的に続いている方におすすめですが、効果が出るのには時間がかかることが多いです。

・**人参養栄湯**：精神症状や認知症を併せ持ったフレイルの方に効果が期待できます。そのほか、慢性的な咳が出る人にも効果があります。最近、この薬が脳に直接働き、食欲や意欲を改善しているという研究報告もなされています。

・**八味地黄丸**《はちみじおうがん》：高齢になると、下半身から弱っていくことが多いですが、腰痛や足のだるさ、冷え、しびれ、夜間の頻尿などがある人に効果があります。

・**牛車腎気丸**《ごしゃじんきがん》：足のしびれの原因がわからず、症状が治らないと困っているときに使うと、効くことがあります。

疲れに対する薬と同じものが、数多くありますね。漢方薬は一症状一処方というわけではなく、ひとつの漢方薬でいくつもの症状に対応することがよくあります。

冷えに対する漢方薬

冷えは、西洋医学ではあまり重要視されません。しかし、漢方の世界では昔から重要とされており、いろいろな処方が報告されています。

「冷え」とひと口にいっても、手足が冷える、下腹が冷える、足は冷えるが頭

人参《にんじん》

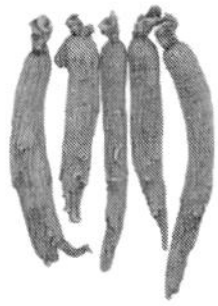

朝鮮ニンジン。体力の低下した全身倦怠感、食欲不振を訴える人の滋養強壮などに用いられる

白朮《びゃくじゅつ》

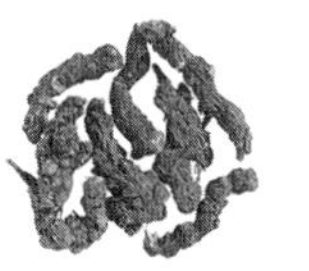

オケラというキク科植物の根。水分の代謝異常に効果がある。人参養栄湯や真武湯に調合されている

茯苓《ぶくりょう》

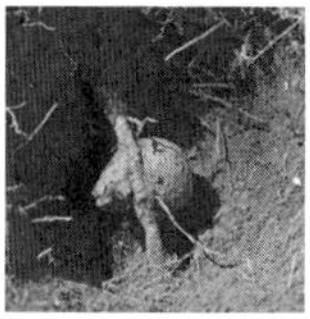

サルノコシカケ科のキノコを乾燥し、外皮を除いたもの。利尿作用、滋養、血糖降下などの効能がある

はのぼせるなど、症状はさまざまです。漢方医学的では、冷える原因は気・血[※1]・水[※2]の流れがそれぞれ停滞することだと考えられています。複数の原因が複雑に絡み合っていることが多く、冷えのタイプにより使用薬剤を決定します。

・手足の冷え：手足の冷えに、時々頭痛が伴うような場合は「**当帰四逆加呉茱萸生姜湯**《とうきしぎゃくかごしゅゆしょうきょうとう》」、体の芯も冷えるときは「**麻黄附子細辛湯**《まおうぶしさいしんとう》」を使います。

・足腰の冷え：むくみを伴い、だるさがあるときは「**当帰芍薬散**《とうきしゃくやくさん》」、頭がのぼせるときは「**桂枝茯苓丸**《けいしぶくりょうがん》」、イライラなどの精神症状も出るときは「**加味逍遥散**《かみしょうようさん》」をよく使います。

・腰の冷え：腰が重く感じるときは「**苓姜朮甘湯**《りょうきょうじゅつかんとう》」、足腰も痛く首が凝り、吐き気もあるときは「**五積散**《ごしゃくさん》」、足腰のしびれを伴うときは「**牛車腎気丸**」がよいです。

・腹は冷えるが手足はほてる：「**温経湯**《うんけいとう》」をよく使います。

・高齢で、全身が冷える：手足が重だるくむくみ、めまいやふらつきがあるときは「**真武湯**」を使用します。

そのほかにも、症状に合わせてまだまだたくさんのエキス剤が候補にあります。

熱中症対策になる漢方薬

ここ数年、熱中症で病院に搬送される患者さんが、増加している印象があります。

※1　血の流れが停滞すると、痛みと冷えが出ます。「当帰」と「桂枝」という生薬をよく使います。

※2　水の流れが停滞すると、むくみと冷えが出ます。

大棗《たいそう》

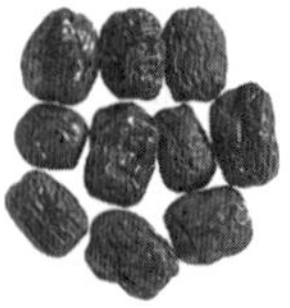

ナツメの実。さまざまな効能を持ち、生薬同士の薬理作用が衝突するのを防ぐ、漢方薬の「調製役」

陳皮《ちんぴ》

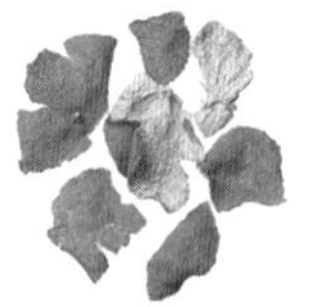

みかんの皮を乾燥させたもの。胃腸のはたらきをよくするものとして、補中益気湯などに調合される

大体5万人くらい搬送されているようで、中には亡くなってしまう方もいます。

熱中症予防には、体を冷やすことや、水分をこまめに取ることが大事ですが、特に気をつけてほしいのは、水分補給の際にミネラルや塩分を一緒に取ることです。スポーツドリンクの類を摂取することが一般的には推奨されますが、糖分が多いものもあるので、持病がある人は注意が必要です。

そこで熱中症予防によいとされているのが、タンポポ茶です。タンポポは生薬としては「蒲公英《ほこうえい》」といいます（漢方薬局で手に入ると思います）。蒲公英には熱を冷まし、解毒する作用があり、体の熱を取ってくれます。

また夏バテは、西洋医学では病気とはされませんが、食事がとれず体力が落ちてくると、熱中症にもかかりやすいと考えられます。漢方薬で熱中症、夏バテを予防できる可能性があるものを少し挙げておきます。

・**香正気散《かっこうしょうきさん》**：梅雨時など急に気温が上がってきたときに、食欲がなくなって体が重く、頭痛、吐き気が強くなった場合によいです。保険適応ではありませんが、漢方薬局で手に入ります。

・**清暑益気湯《せいしょえっきとう》**：夏場に体力がなくなったとき、夏バテを予防するのによく、保険適応です。ただし、保険方剤は成分が制限されており、本来の生薬ほどには体を冷ましたり水分を補ったりする効力がないので、軽い夏バテの予防ぐらいにしか使えません。熱中症を発症してしまってからでは、効果がありません。

・**白虎加人参湯《びゃっこかにんじんとう》**：体を冷ます成分と、水分を保持する成分が入っています。熱が

麻黄《まおう》

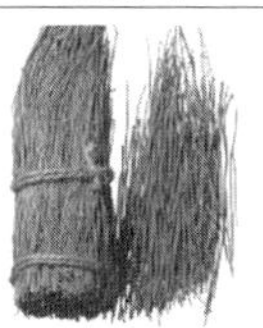

マオウ科の植物の茎。体表を温める力が強く、かぜのひき始めなどに飲むと身体を温め、発汗を促してくれる

当帰《とうき》

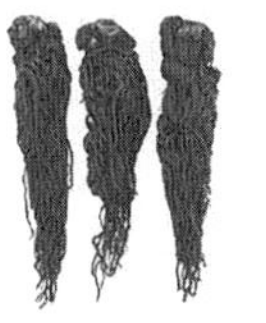

セリ科のトウキの根を乾燥させたもの。血液のめぐりをよくして、身体を温める効能がある

牡丹皮《ぼたんぴ》

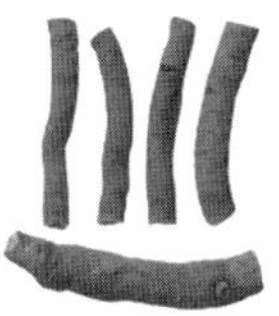

ボタンの根の皮を乾燥させたもの。血中の熱を冷ます効果があり、炎症を鎮める。牛車腎気丸に含まれる

こもり、のどが渇いて熱中症になりそうなときによいです。保険適応での方剤がありますが、熱中症に対して使う場合には適応されません。

漢方医学では、体調に合わせてこれらを処方します。夏バテや熱中症とまではいかなくても、夏に体調崩しやすい人は、一度漢方外来を訪ねてみてください。無理なく夏場をやり過ごせるかもしれません。

いずれにせよ、熱中症になってしまってからでは、回復に時間がかかります。なりそうなときの予防が大切です。

重篤な病気の治療に漢方が使われた例

名市大ではエキス剤のほかに、さらに踏み込んだ治療が可能となる生薬を使った治療も行っています。重症な病態に対応するには、やはり生薬の方が効果が優れています。効果がみられない症例もありますが、よく効いた実例を数例挙げます。

①がんの治療

進行した肝臓がんで、肝硬変もある程度進行してしまっていると、抗がん剤が使用できません。いわば「打つ手がない」状態になります。

生薬なら、進行した肝硬変にも使用できます。中には抗がん作用を持つと報告されているものもありますが、残念ながら当院では、まだ1例しか十分な効果を

生姜《しょうきょう》

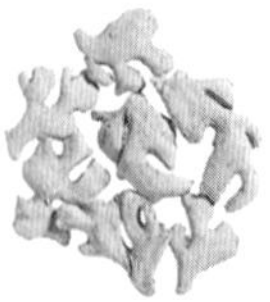

生のショウガ。身体を温め、新陳代謝を高める。吐き気を抑える健胃作用もあり、五積散や温経湯に含まれる

柴胡《さいこ》

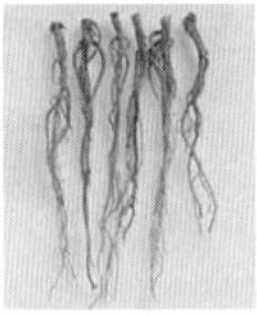

セリ科のミシマサイコの根。発汗、発散を促す。心を落ち着ける作用もあり、加味逍遥散に調合される

川芎《せんきゅう》

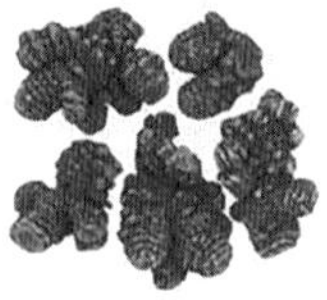

セリ科のセンキュウの根茎。血行をよくする効能がある。当帰、芍薬とともに血のめぐりをよくする代表選手

認めておりません。

ただしこの1例は、すばらしい効果を発揮した例でした。重度の肝硬変に肝臓がんが発症した症例で、現存の抗がん剤や血管カテーテルなどすべての治療ができない状態でしたが、患者さん本人の強い希望により多種類で大量の生薬を使用した結果、2年間もの間、肝がんが消えた状態を持続することができたのです。

がんが漢方だけで消えることはほとんどありませんが、肝硬変による全身倦怠感や腹部の膨満感の軽減などに効果があることは多いです。最近は肝がんの抗がん剤によって起こったタンパク尿を、漢方である程度少なくすることにも成功しています。

②遺伝病

遺伝する難病で、なかなか鼻血が止まらない患者さんに、特殊な生薬を使って止血がうまくいっている症例があります。

③貧血

肺がんと肝がんが同時にみつかり、抗がん剤治療をしていた患者さんで、以前より高度の貧血があり、3カ月ごとに輸血をしてていたケースがありました。この方に「十全大補湯」（エキス剤）を内服してもらったところ、1年以上輸血をせずに済みました。

甘草《かんぞう》

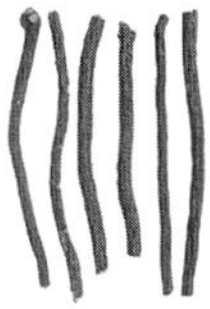

マメ科カンゾウの根を乾燥させたもの。さまざまな痛みに効果を発揮する

半夏《はんげ》

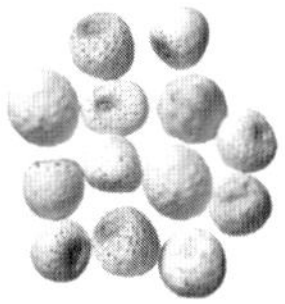

サトイモ科の植物の塊茎。水分の停滞を治す作用があり、嘔吐にも効く。五積散やかっ香正気散に調合される

乾姜《かんきょう》

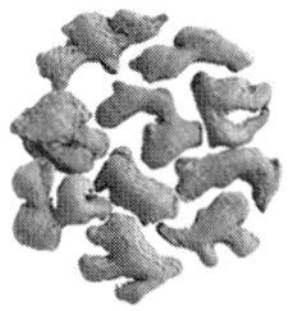

ショウガを蒸して乾燥させたもの。身体を中から温める作用が強い。苓姜朮甘湯に調合される

④そのほか

肺がんの脳転移で治療中の方の食欲低下を改善した症例や、膵がんに対する抗がん剤の副作用として起きた、難治性のしゃっくりを生薬で止めた症例などが、実例としてあります。

がんなどの重篤な疾患は、漢方薬だけで治癒することは難しいですが、抗がん剤や放射線治療の副作用を軽くするチカラはあるようです。

漢方薬の副作用

漢方薬は副作用が少ないと思われがちですが、少なからず存在します。胃腸障害や発疹、浮腫、低カリウム血症（手足の脱力感・筋肉痛のような症状が出ることがあります）、めまい、のぼせなどがあります。特に重篤で気をつける必要があるものには、間質性肺炎（写真2）、肝機能障害、腸間膜静脈硬化症（写真3）があります。

漢方薬には、「甘草」という生薬を含むものが多いですが、時に低カリウム血症を発症させます。間質性肺炎では、乾いた咳がよく出たり呼吸困難が出ることもあります。漢方を飲んでいて呼吸困難、咳、発熱が頻回に起こったら、医療機関への受診をお勧めします。「黄連解毒湯《おうれんげどくとう》」や「加味逍遥散」などに含まれる「山梔子《さんしし》」を長期に内服していると、腸間膜静脈壁の石灰化が起こり、腸間膜静

写真2　間質性肺炎

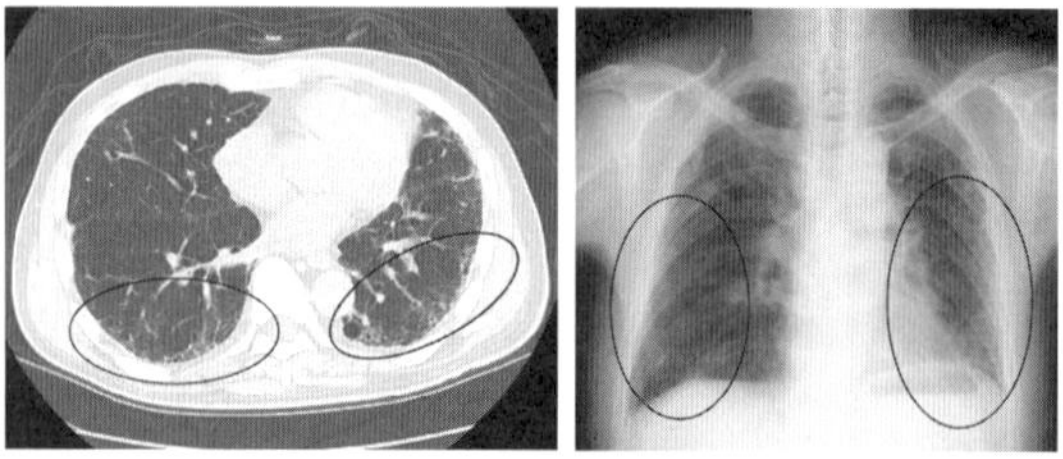

両方の肺に白い陰影を認めます

山梔子《さんしし》

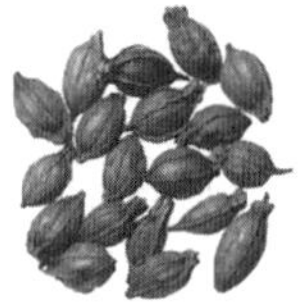

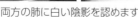

クチナシの果実。消炎や解毒作用があり、胃炎や神経症の治療に処方される

脈硬化症を起こすことがあります。症状は腹痛、便秘、下痢などです。
いずれの副作用も、早期発見すれば重篤になることは少ないので、早めの対処が大切です。くわしくはおかかりの医療機関、主治医にお問い合わせください。

名市大漢方医学センターについて

２０２０年３月１日、名市大に「漢方医学センター」（図表８）が開設しました。いろいろな科がそれぞれの専門を生かし、漢方外来をしています。火曜日に泌尿器科、外科、いたみセンター、耳鼻科が、金曜日には総合漢方外来が診療しています。婦人科は現在センターとしては開いておらず、総合漢方外来で診察しております（大学ですので受診には他院からの紹介状や院内の先生からの依頼箋が必要ですが）。

総合漢方外来治療の特徴としては、生薬を使用した強力できめ細やかな治療が可能であることが挙げられます。抗がん剤による副作用の緩和にも応用可能ですので、現在治療中でご希望の方は主治医先生に相談してみてください。

総合漢方外来には病棟がなく、入院治療は行っておりませんが、消化器手術後の方には積極的に漢方を導入して効果を挙げています。いたみセンター、耳鼻科、泌尿器も専門の先生が、西洋医学だけでなく漢方を駆使して治療を行っていますので、ご希望の方は受診をお勧めします。

図表8　名市大病院 漢方医学センターの取り組み

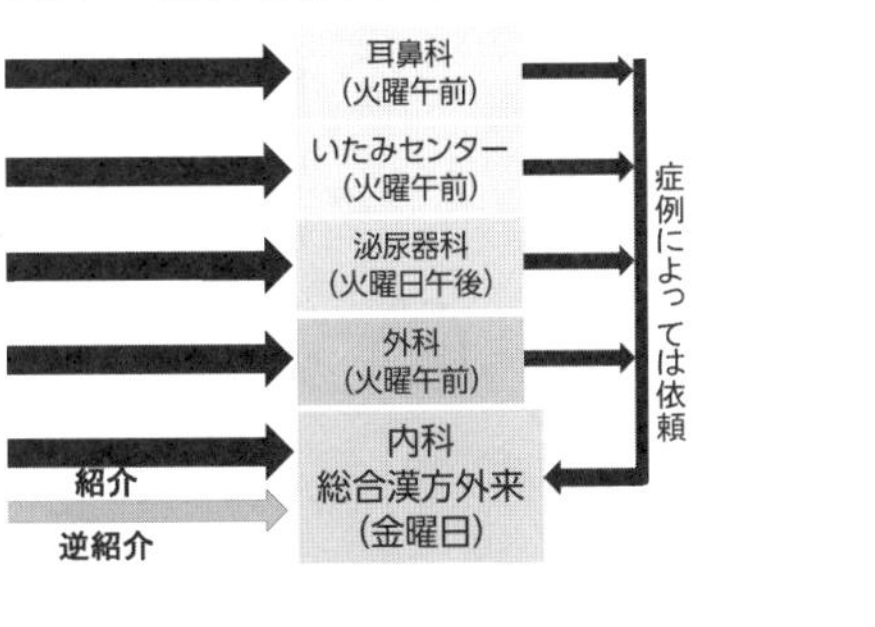

写真3　腸間膜静脈硬化症

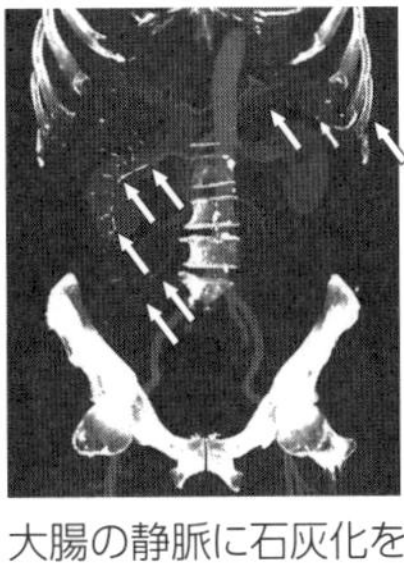

大腸の静脈に石灰化を認めます（矢印）

おしりから血が出たら…

名古屋市立大学医学部　臨床教授／豊川市民病院消化器外科　主任部長
寺西 太

肛門からの出血というと、まず頭に浮かぶ病名は、成人の2人に1人にはあるといわれる『痔《じ》』でしょう。甘く見られがちな痔ですが、放置すると進行してしまいますし、出血の原因が別の病気である可能性もあります。おしりから血が出たら、早めに病院を受診するようにしてください。

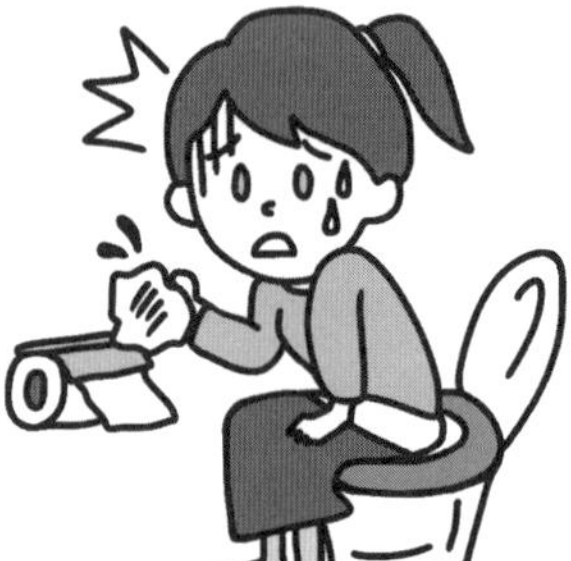

おしりからの出血…痔なの？ ほかの病気なの？

口から続く消化管のどこかで出血すれば、その血は直腸の出口である肛門（おしりの穴）から出ます。消化管内の、肛門よりずっと上流で出血すると、途中で消化されて黒っぽい血や便が出ます。赤いきれいな血（鮮血）は肛門近くからの出血で、痔である可能性が高いです。

肛門では、体の奥から下がってきた直腸と、おしりの方から内側に入り込んだ皮膚とが、「歯状線」と呼ばれる部分でつながっています。歯状線より奥側は直腸

図表1　おしりの構造

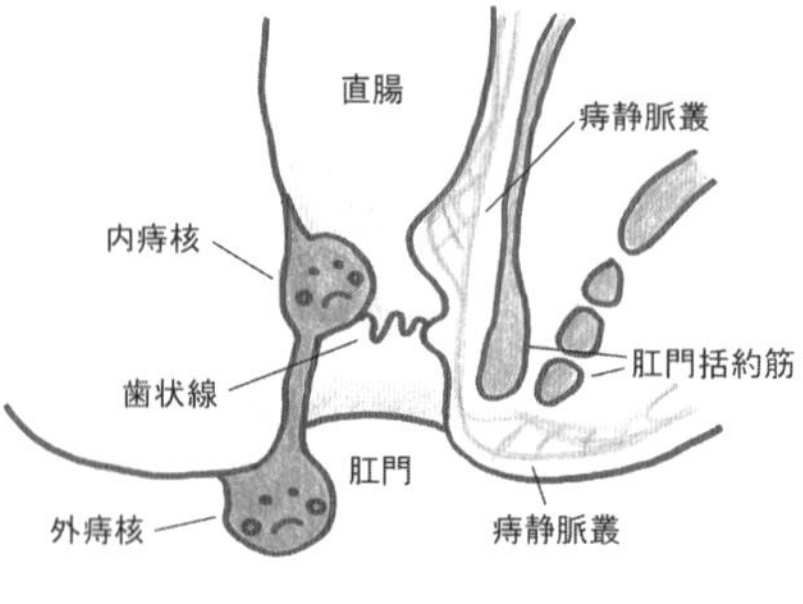

粘膜で痛みを感じませんが、歯状線より手前側は表面が皮膚で、痛みを感じます。
歯状線より奥側の粘膜と、手前側の皮膚のどちらにおいても、少し深い層に静脈が、網の目のように走っています（静脈叢《そう》）。肛門は「肛門括約《かつやく》筋」という筋肉によって、普段は閉じられています。肛門のすぐ奥の、括約筋で締められている部分を「肛門管」と呼んでいます。

痔とはどんな病気？

「痔」は、「肛門や肛門周辺に起こる病気」をまとめて呼ぶ名前です。それぞれで原因・症状や治療法も違います。痔と呼ばれる病気の代表格3つが、「痔核《じかく》（＝いぼ痔）」、「痔瘻《じろう》」、「裂肛《れっこう》（＝切れ痔）」で、1番多いのが痔核です。痔の治療というと手術を思い浮かべるかもしれませんが、ほとんどの場合は薬や生活習慣の改善で治すことができます。それぞれの病気について見ていきましょう。

痔核（いぼ痔）

痔核は、直腸や肛門管の静脈叢の血流が悪くなって、粘膜や血管が腫れあがる病気です。原因としては、①直腸粘膜を支える組織が弱くなって直腸粘膜がゆるむこと、②静脈のうっ血※1、の2つが考えられています。ほとんどは便秘や下痢《げり》※2がきっかけです。痔核は、歯状線のどちら側にできるかで、「内痔核」と「外痔核」

図表2　痔の種類

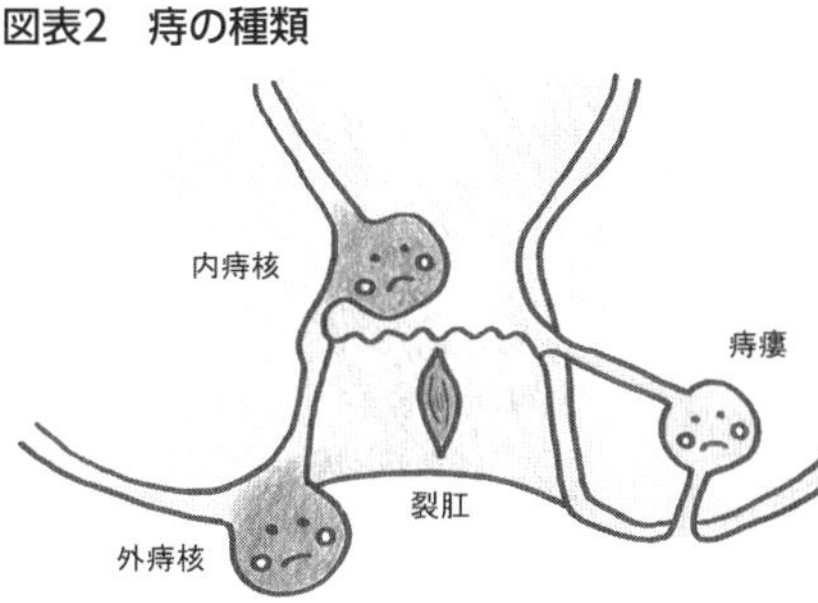

※1　うっ血
血の流れが悪くなって、滞ること。

※2　便秘や下痢で肛門に負担がかかると、肛門括約筋と粘膜の間のクッションとなる組織（静脈叢などがある部分）がゆるんだり弱くなったりして、痔核ができると考えられている。また、便秘や下痢のときは肛門管を締める力が強くなっており、排便時に外に出た内痔核が締めつけられて、うっ血が強くなると考えられている。

の2種類に分けられます。

①内痔核

歯状線より奥側の直腸粘膜の部分に、やわらかいコブのような膨らみができます。普通は痛みを感じません。進行度によって、Ⅰ～Ⅳ度に分けられます。

Ⅰ度：痔核が肛門の外へ出ていない状態。痛みはなく、排便時に鮮血（真っ赤な血）が出ます。主に注入軟膏《なんこう》[※3]などの薬で治療しますが、出血が多い場合は手術することもあります。

Ⅱ度：排便時に痔核が肛門の外に出るが、自然に中に戻る状態。薬による治療、または手術をします。

Ⅲ度：痔核が肛門の外に出てしまい、指で押し込まないと戻らない状態。痔核が外に出ていると、違和感や便が残ったような感じがあり、痛みが出る場合もあります。手術で治します。

Ⅳ度：指で押し込んでも痔核が中に戻らず、出たままになった状態。粘液がしみ出すこともあります。手術で治します。

「嵌頓《かんとん》痔核」といって、肛門内に戻らなくなった痔核の中に血の塊（血栓）ができて腫れあがったものは、とても痛みます。広い範囲を切除したり、出血が多い手術になったりするのを避けるため、医師が痔核を肛門内に押し込んで戻して

図表3　内痔核の種類

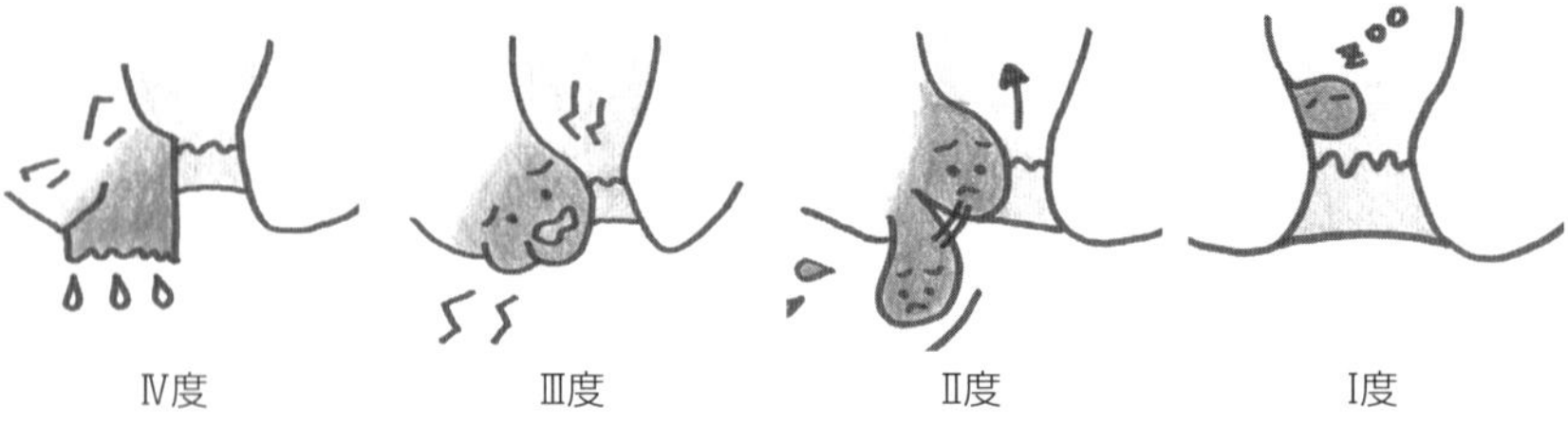

から、薬で腫れを引かせ、その後に手術するのが理想的です。

②外痔核

歯状線より手前側の皮膚の部分にでき、痛みを伴います。内部に血栓ができたものを「血栓性外痔核」と呼びます。外痔核は、血栓を溶かす物質を含む軟膏などの薬による治療で治りますが、血栓性外痔核で強い痛みがあるときは、切開して血栓を取り除きます（血栓除去術）。

痔核の手術方法

①結紮《けっさつ》切除術

流入する血管を糸でしばって止血し、痔核を切除します。痔核の手術の中では最も一般的で、内痔核・外痔核のどちらにも行います。創《きず》を完全に縫い閉じると、便から細菌が入って化膿するので、肛門側1／3ほどを開いたままにしておきます（ドレナージ創）。このため、創が完全に治るには1〜2カ月ほどかかります。

②ＰＰＨ法[※4]

大きくなった内痔核は、肛門の外に出てしまうことがあります。前述のⅡ度からⅣ度の状態ですが、その中でも肛門の周り一周全部の粘膜がゆるんで反転し、脱出した状態になることを「肛門脱」と呼びます。

※3　痔核や裂肛の薬は、肛門内に注入したり、肛門周囲に塗る軟膏が主。座薬もある。便秘や下痢が原因と考えられる場合は、緩下剤や整腸剤・下痢止めの内服薬を併用する。痛みが強いときは、鎮痛剤を併用する。

図表4　嵌頓痔核

嵌頓痔核の原因は、脱出した内痔核が括約筋で締められて急激にうっ血し、中に浮腫と血栓ができて腫れあがり、肛門内に戻らなくなることとされている。通常は、血管の中で血が固まることはないが、血流が極端に悪くなると血栓ができてしまう

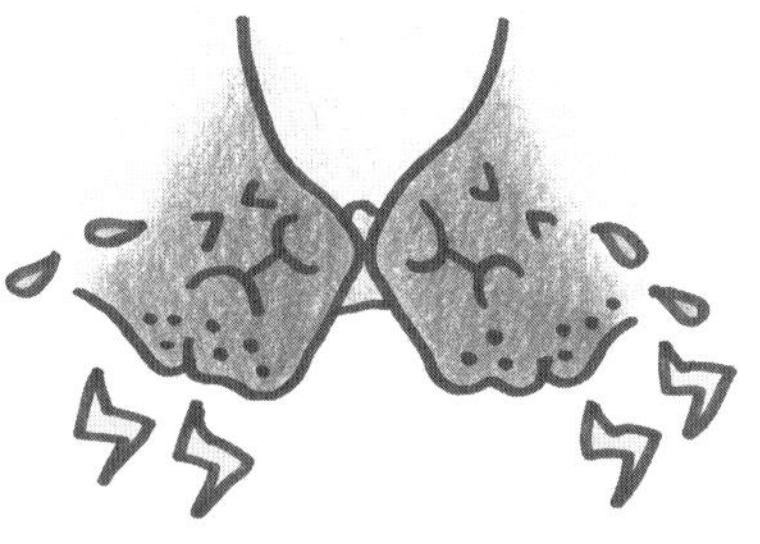

ＰＰＨ法は、このように全周性にゆるんでしまった肛門脱の直腸粘膜を、専用の自動吻合《ふんごう》器で環状に切り取ると同時に縫いあわせ、ゆるみを減らして肛門から出ないようにする方法です。痔核が大きい場合は、同時に結紮切除術を行うこともあります。

結紮切除術とＰＰＨ法は、脊椎麻酔または全身麻酔で行い、どちらも30分から1時間くらいの手術です。数日の入院が必要です。退院後すぐに社会生活に復帰可能ですが、創の痛みが多少ありますので、入院と自宅療養で10日間ほどお休みしていただくことが多いです。

③内痔核硬化療法（ＡＬＴＡ法）[※5]

Ⅰ度からⅢ度の内痔核だけに行う方法です。「硬化療法治療薬（ＡＬＴＡ）」を痔核の周りの直腸粘膜下に注射し、わざと炎症を起こさせ、血管を閉塞させたり、炎症が治る際の組織収縮でゆるんだ粘膜を縮めたりして治します。「ジオン注射」と呼ぶこともあります。外痔核ができる部分は痛みを感じるので、この方法は使えません。局所麻酔でできる手術で、主にクリニックで日帰り手術として行われています。翌日から普通の生活に戻れる画期的な手術ですが、重篤な合併症（出血や痛み、肛門が狭くなる、直腸に穴が開くなど）が起こり得るので、研修でこの方法をきちんと習得した医師にしか、行うことができません。

※4　ＰＰＨ
Procedure for Prolapse and Hemorrhoids（脱肛と痔核の手術）の略。

※5　ＡＬＴＡ
Aluminum potassium sulfate hydrate・Tannic Acid（硫酸アルミニウムカリウム水和物・タンニン酸）の略。

痔瘻《じろう》

直腸粘膜と肛門管上皮（皮膚）のつなぎ目である歯状線から細菌が入り込み、直腸、または肛門周囲の筋肉や皮下脂肪の間に膿が溜まったものを「肛門周囲膿《のう》瘍《よう》」といいます。膿瘍が自然に破れたり、外科的に切開したりすると出口ができて、直腸や肛門とつながった膿のトンネル（瘻管《ろうかん》）ができます。これを「痔瘻」と呼びます。治ったり再発したりをくり返すことが多く、10年以上放置すると「痔瘻がん」というがんになることもあります。また、糖尿病などの免疫機能が低下する病気のある方では、「[※6]壊死《えし》性筋膜炎」という、生命に関わる感染症を引き起こすことがあります。このため、痔瘻はきちんと治療する必要があります。

痔瘻も、瘻管の走る深さによってⅠ型からⅣ型までに分類されます。真っすぐなものだけでなく、曲がりくねって枝分かれした複雑なものもあります。治療には手術が必要です（乳幼児の痔瘻は自然に治ることが多いといわれています）。

痔瘻の手術

①切開開放術

瘻管を切り開き、瘻管の壁をすべて切除します。創《きず》は、下から肉が盛り上ってきて治ります。肛門機能への影響が少なく、再発もほとんどない手術です。

※6 **壊死性筋膜炎**
筋肉の表面を覆う筋膜に嫌気性菌が感染し、広範囲な組織壊死を起こす病気。急速に進行し、敗血症を合併して死に至る。

しかし、瘻管の位置や深さによっては括約筋が大きく傷つき、術後に肛門の締まりが悪くなったり、変形することもあります。

②括約筋温存手術

瘻管だけをくり抜いて切除し、切り取った部分を縫い閉じる方法です。括約筋への影響が少なく、術後の肛門の機能障害も少ないため、深い位置にある、複雑な痔瘻に対して行われます。

ただし、縫った部分が開いて再発することがあります。

③シートン法

瘻管内にゴム糸を通してしばり、ゴム糸が縮まる力を利用して瘻管をゆっくりと切っていく方法です。切り取られた部分は周囲の組織が自然に癒着し、瘻管は徐々に浅くなり、最後はなくなってしまいます。肛門や括約筋の変形が少ないことが利点です。

複雑な痔瘻には、何本かのゴム糸をかけて治します。肛門の外に出ている部分のゴム糸を、数週間おきに引っ張って締め直すので、治るまで数カ月の外来通院が必要です。

①〜③いずれの方法も、脊椎麻酔で行います。切開開放術とシートン法は数日の、括約筋温存手術は2週間ほどの入院が必要です。

裂肛（切れ痔）

硬い便や勢いよく出る下痢などによって、肛門管上皮が切れて出血するもので、20～40歳代の女性に多い病気です。発症したてでは、排便後に少量の出血としばらく続く痛みがあります。食生活や排便習慣などを改善する「生活療法」が中心で、薬による治療も同時に行います。

慢性化すると、深掘れして潰瘍《かいよう》になり、肛門の外側に皮膚の突起物（見張りイボ）ができ、肛門が狭くなることがあります。生活療法や薬で治療しますが、手術が必要となる場合もあります。

裂肛の手術

①内括約筋側方皮下切開術

内肛門括約筋の一部を切開して肛門を拡《ひろ》げ、潰瘍があればその部分を切除します。括約筋をどのくらい切開するかの手加減が難しい手術です。

②皮膚弁移動術

肛門がひどく狭くなっている場合に行います。潰瘍を切除し、括約筋を一部切開します。すぐ外側の皮膚を弁にして切開部を覆い隠すように縫いあわせ、肛門を拡げます。

痔にならないようにするには

痔の治療の基本は生活習慣の改善です。痔を予防するため、またはできてしまった痔を悪化させないため、正しい生活習慣を身につけてください。

【排便について】
・毎日同じ時間にトイレに行く　・便をがまんしない
・長時間いきまない（「長くて3分以内」という説もあります）
・肛門を清潔に保つ（お風呂やシャワートイレで優しく十分に洗い、拭くときは強くこすらないでください）

【食事について】
・便秘を避けるため、食物線維[※7]をしっかり摂る
・下痢気味なら消化のよい食事にする
・水分を十分に摂る　・朝食をしっかり食べる
・アルコール類や香辛料は控えめに

【そのほか】
・適度に運動をする　・同じ姿勢を取り続けない

※7　野菜と果物。野菜では特に食物繊維の多い根菜類がよい。

・肛門を冷やさないようにする　・毎日お風呂に入っておしりを温める

痔以外でおしりから血が出る病気

痔と間違えやすい病気のうち、代表的なものについてご説明します。

①大腸がん

結腸と直腸のがんをまとめた病名で、痔と間違えやすい病気です。新たにがんと診断される患者さんの中で数が1番多く、死亡者数も2番目に多いがんで、非常に身近な病気です。便潜血の検査などで早期に発見すれば、手術をせずに治ることもありますが、進行すれば生命に関わるので、決して見逃すことはできません。

大腸は消化管の最後に位置し、長さは1.5～2mくらいです。結腸（盲腸・上行結腸・横行結腸・下行結腸・S状結腸）と直腸に分けられ、肛門につながっています。大腸には、便の水分を吸収し、固形にして肛門から排せつする役割があります。大腸がんは早期では症状がほとんどなく、大きくなると肛門から血や血便が出たり、便秘や下痢、便が細くなる、腹痛、体重減少などの症状が出ます。痔と違って黒っぽい血が出るといわれていますが、そうとも限りません。

大腸がんは、ポリープのがん化などで大腸の一番内側にある粘膜から発生する

【痔があるときは、おしりを冷やさない】
痔で痛みがあるときは、肛門に力を入れないようにして、おしりを温めると和らぐ。ただし、患部が熱を持っている場合は、温めない方がよい。

ので、早期なら手術をせずに、内視鏡で切除して治すことができます。やや進行してリンパ節に転移し、リンパ節の同時切除（リンパ節郭清《かくせい》）が必要になっても、多くの方は腹腔鏡手術で治せます。腹腔鏡手術は、開腹手術と手術の効果は同じですが、創が小さく術後の回復が早い、癒着・出血・痛みが少ないなど、多くの利点があります。

　直腸がんでは、より安全で精度の高いロボット支援手術も行われています。しかし、がんが非常に大きくなってしまったり、ほかの臓器に浸潤してしまっている場合は、現在でも開腹手術が必要になります。治療法の進歩によって、進行がんでも治る方が増えましたが、命取りになることもまだまだあります。

②大腸ポリープ

　大腸の粘膜が、内側に盛り上がってくる病気です。キノコのようなものや、平らなものなど、形はさまざまです。大きくなるとがん化する場合もあります。

　小さいうちであれば、手術せずに大腸内視鏡で切除できます[※8]（ポリペクトミー）。ポリペクトミーで切除したポリープが、後にがんだとわかったとしても、早期であれば手術せずに済む場合もあります。

③炎症性腸疾患

　消化管に慢性の炎症や潰瘍を引き起こす、原因不明の病気の総称です。代表的なものは、裂肛ができる潰瘍性大腸炎と、痔瘻ができるクローン病です。

【早期大腸がんの内視鏡的切除】

　おなかには一切傷をつけず、内視鏡だけでがんを切り取る手術。切り取るのは腸管粘膜なので、痛みはない。

　左は早期大腸がんを、内視鏡下に電気メスで切除する手術の写真。

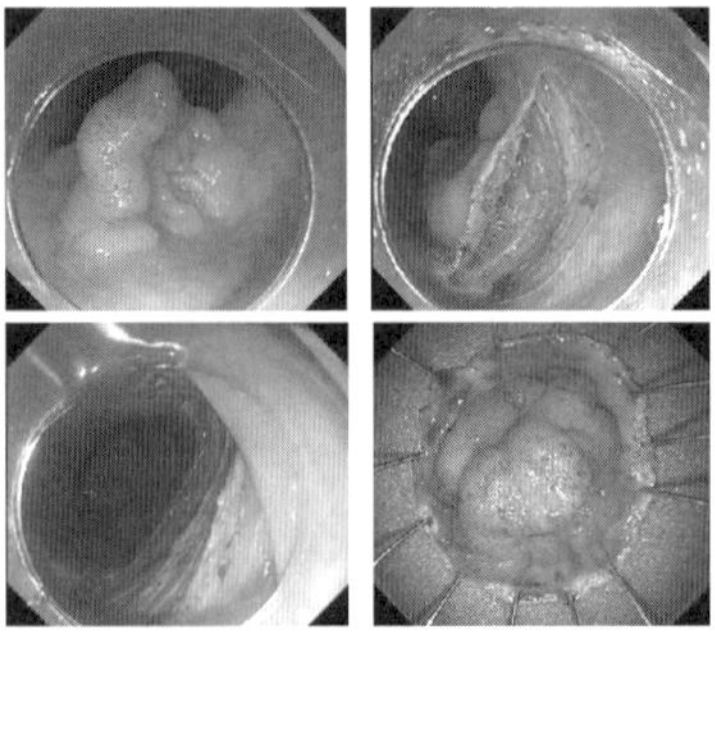

左上:
隆起型の早期大腸がん
右上:
内視鏡用電気メスを用いて粘膜を切除しているところ
左下:
切除が完了したところ
右下:
切除したがん

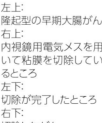

どちらの病気も症状がよくなったり悪くなったりをくり返し、腸の炎症や潰瘍によって、肛門から出血することがあります。肛門の近くだけでなく、大腸や小腸にも炎症が起こり、腹痛や発熱・下痢などほかの症状を伴います。

特殊な薬による内科的治療が必要です。大量出血や腸管に穴が開くなど、重症化して手術が必要となることもあります。

※8　**ポリペクトミー**
ポリープの根元に、投げなわのような形をしたワイヤー型の電気メスをかけて、焼き切る手術。良性のポリープの切除に使うことが多い。

④直腸脱

直腸は骨盤内で筋肉や腸間膜などにより固定されていますが、これがゆるんで肛門から直腸が出てきてしまう病気です。中には子供の頭くらいの長さが出てしまう方もおり、当然ですがかなり強い違和感を覚えます。おしりの穴が閉まらなくなって便失禁しますし、傷つきやすい粘膜からは出血します。ほとんどが女性で、高齢者や出産経験者の方によく起こります。痔核や粘膜だけが脱出する肛門脱とよく似ていますが、手術方法は違います。

ご自分では痔だと思っても、実は命に関わる重大な病気にかかっていることがあります。おしりから血が出たときはもちろんですが、なるべく定期的に健康診断を受け、「便潜血陽性」であれば、早めに肛門科・外科・消化器内科など専門の科を受診してください。大腸がんを含め、どんな病気も早期であれば手術せずに治ったり、つらい治療をせずに済むことが多いですから、ぜひお願いいたします。

疫学研究が明らかにする尿路結石の最新トピックスと予防対策

医学研究科地域医療教育研究センター　教授
三重北医療センターいなべ総合病院泌尿器科　特別診療部長
安藤　亮介

尿路結石は、心筋梗塞や痛風発作、歯痛と並んで「激痛を起こす病気」として有名です。疫学研究からは、最近女性の患者が増えていることなど、さまざまな事実が判明しています。これらを知り、生活習慣を見直して予防につとめましょう。

尿路結石とは

尿路結石とは、おしっこの通り道（腎臓・尿管・膀胱《ぼうこう》・尿道）に〝石〟（結石）ができる病気です（図表1）。

尿路結石を詰まったまま放置してしまうと、腎不全を起こすこともあります。再発も多く、約半数の患者さんが治療後5年以内に再発します。さらに、再発した患者さんの1割が、3回以上再発してしまうと報告されています。

尿路結石は、古くから人類を苦しめてきました。古代エジプトのミイラからも膀胱結石が見つかっています。ちなみに尿路結石は、ヒトだけでなく犬や猫、ウ

図表1　尿路結石の種類

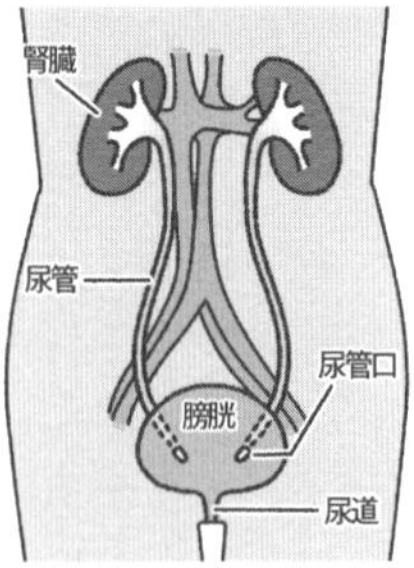

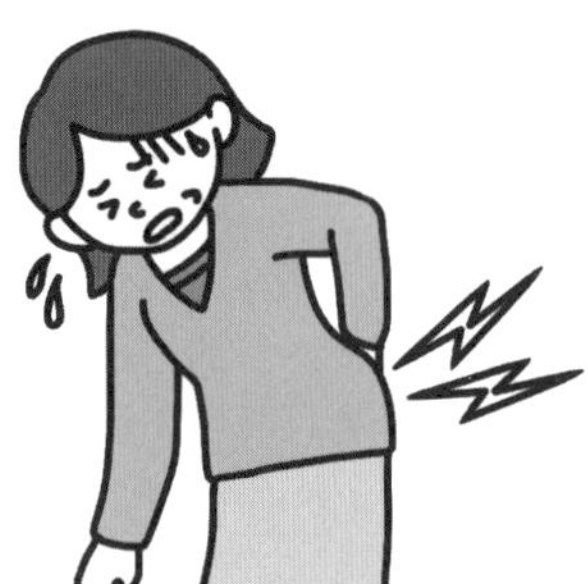

サギなどのペット動物もかかる病気です。

体内に石ができる病気には、尿路結石のほかに唾石、胆石、膵石《すいせき》などがありますが、石ができるメカニズムや石の成分はそれぞれ異なり、別の病気と考えられています。日本人の尿路結石は、90％以上がシュウ酸カルシウムに代表される「カルシウム結石」です。そのほかに、「尿酸結石」、「シスチン結石」、「感染性結石」などの種類があります（図表2）。

尿路結石は、成分によって原因が異なります。たとえば、シスチン結石は遺伝することが知られています。そのため、結石の成分を調べることは再発予防に役立ちます。出てきた結石をトイレで拾うことができたら、ぜひ主治医の先生に渡してください。

尿路結石ができる原因

尿は9割以上が水でできており、そのほかに尿素やイオン（ナトリウム、カリウム、マグネシウム、カルシウムなど）、クレアチニン、尿酸、アンモニアなどを含んでいます。これら尿中の成分の中で、カルシウム、尿酸、シュウ酸、リン酸は結石の形成を促進し、マグネシウムやクエン酸は抑制します（図表3）。

通常、結石の形成を促進する成分は、過飽和状態で尿中に溶けています。このバランスがなんらかの原因で崩れてしまうと不安定な状態となり、急速に結晶が

図表2　尿路結石の成分

尿路結石の成分	特　徴
カルシウム結石	日本で一番多くみられる結石（シュウ酸カルシウム、リン酸カルシウム）
尿酸結石	高尿酸血症や痛風が原因、肥満・糖尿病患者に多い
シスチン結石	遺伝的な異常が原因で起こるシスチン尿症による結石
感染性結石	高齢者に多く、尿路感染が原因でできる結石

図表3　尿路結石の成因

尿路結石の形成	
促進する尿中の成分	抑制する尿中の成分
カルシウム	クエン酸
シュウ酸	マグネシウム
尿酸	
リン酸	

できます。この結晶が大きく成長すると、結石になると考えられています。再発を予防するには、尿中への結石促進成分（カルシウム、尿酸、シュウ酸、リン酸）の排せつを少なくし、結石抑制成分（マグネシウム、クエン酸）を増やすような生活指導（飲水・食事指導など）や、薬物治療が行われます。

尿路結石はいつ出る？　どのくらいのサイズまで出る？

尿路結石の痛みに苦しむ患者さんにとっては、結石がいつ出るのかが、まず気になるポイントだと思います。大きさが4㎜以下の結石は、95％が40日以内に自然に出た、と報告されています。しかし大きさが5～10㎜になると、自然に出るのは約半数となり、出てこない場合には、衝撃波治療[※1]や手術治療が必要になります（手術についてくわしくは、名市大ブックス第2巻『コロナ時代をどう生きるか』収録の記事「激痛が！尿路結石の治療と健康生活へのカラダづくり」をご参照ください）。

結石を少しでも早く出す方法はあるのでしょうか？　一般的には、水分を多く摂って、尿量を増やすことが勧められます。結石を出しやすくするお薬もあります。海外からの研究報告には、ジェットコースター[※2]に乗ると腎臓結石が出やすくなる（しかも後部車両に乗ると効果が高い）、性交渉をすると尿管結石が出やすくなるなど、興味深いものもありますが、賛否両論あり、現時点では積極的にお勧めできません。

※**1　衝撃波治療**
体外から衝撃を当てて結石を破砕する治療。

※**2**　研究者らは、腎臓結石に適度な振動や揺さぶりが加わることで腎臓から膀胱への排出が促されると考えている。

疫学研究でわかる病気の原因

「疫学研究」をご存じですか？　疫学研究とは、地域社会や特定の集団内での病気の発症状況などを調査し、その原因を明らかにする医学研究です。実験動物や細胞を用いるのではなく、ヒトの集団を対象に調査を行います。

疫学研究は病気の原因を明らかにし、人々の健康に役立ってきました。たとえば1939年に発表されたドイツのミュラーの研究では、肺がん患者にヘビースモーカーが多いことが報告され、タバコが肺がんの原因のひとつとして広く知られるようになりました。おかげで、日本における喫煙率も年々減少しています。今回は、疫学研究から明らかになってきた尿路結石の最新トピックスと予防対策について解説します。

尿路結石は増えている ～女性の方も気をつけてください～

日本では1960年代以降、約10年ごとに、尿路結石を調査する疫学研究が行われてきました。その結果、尿路結石の患者数はこの50年間で増加しています（図表4）。今や男性の7人に1人、女性の15人に1人が、一生に一度は尿路結石にかかると推算されています。

これまでは、尿路結石は男性に多く、女性に少ない病気でした。しかし、最近

図表4　尿路結石患者数の推移（1965-2015年）

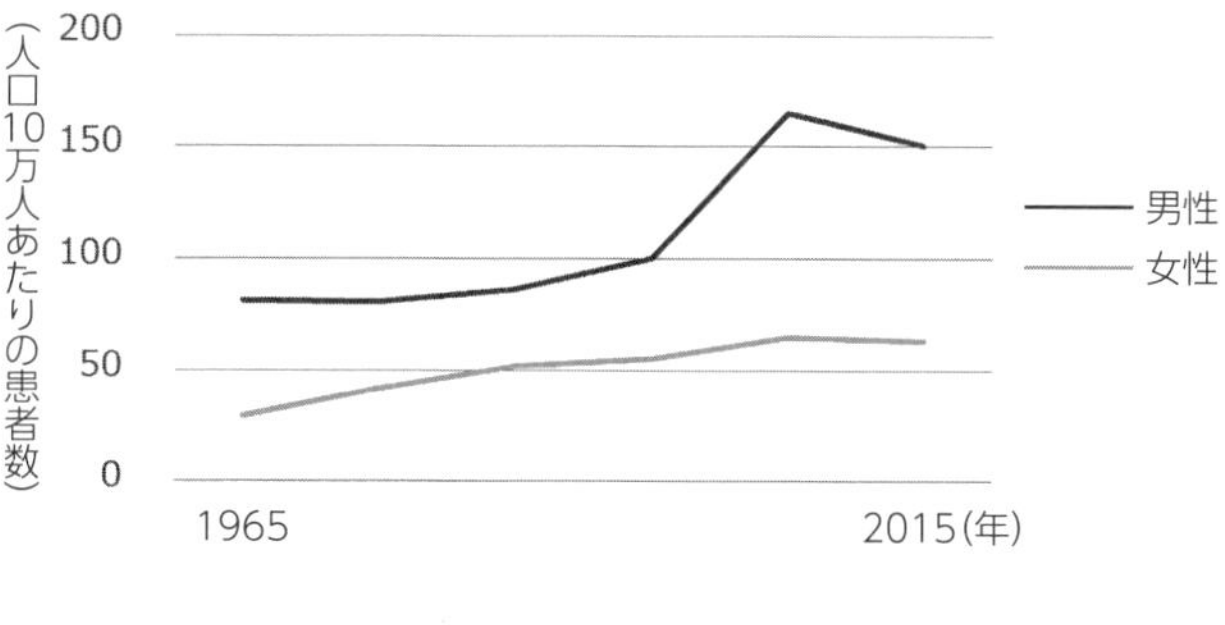

では女性患者が増えてきています。わが国における尿路結石の男女比をみると、女性患者の割合が徐々に増えて、男女比が小さくなってきています（図表5）。米国ではこの傾向が特に目立っており、男女比はほぼ同じ（1・3対1・0）です。

米国で尿路結石の女性が増えている理由は、女性の方が肥満になると尿路結石を発症しやすいからだと考えられています。米国では肥満者が急増しており、尿路結石になる女性が増えたと考えられています（図表6）。日本人女性はスマートなので、米国ほどには男女比が縮まっていないのかもしれません。

しかし、油断は禁物です。閉経後の女性は、女性ホルモン（エストロゲン）の血中濃度が、同年代の男性よりも少なくなってしまいます。エストロゲンの減少も、尿路結石ができる原因のひとつと考えられています。ですから女性の方も用心してください。

尿路結石はお金持ちの病気？ 貧乏人の病気？

1960〜70年代に行われた疫学研究では、お金持ちの男性に尿路結石が多いと報告されていました。お金持ちの男性ほど動物性タンパク質が含まれるおいしい食事を摂ることから、尿路結石が多いと考えられていました。

しかし、90年代以降に発表された疫学研究では、反対に所得が低い人に尿路結

図表5　尿路結石患者の男女比の推移（1935-2015年）

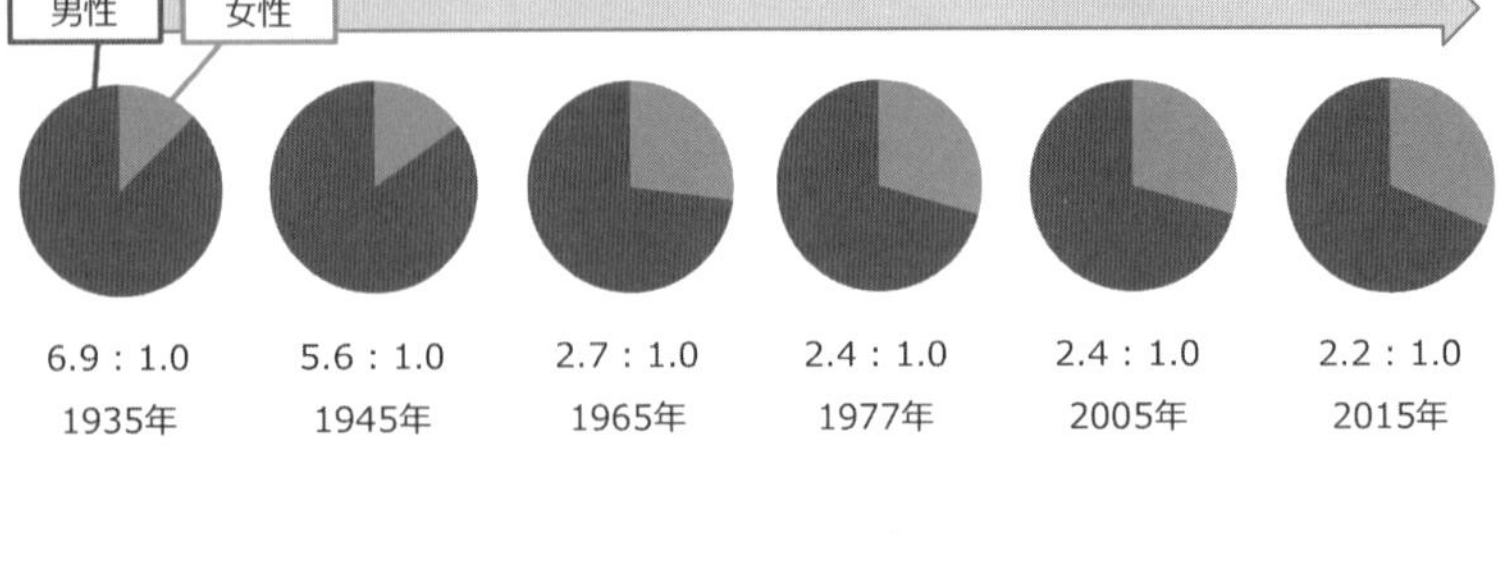

石が多いことが明らかにされました。近年、貧困層で尿路結石が多くみられるようになった理由として、貧困層では富裕層と比べて肥満者の割合が高いことが挙げられています。肥満が豊かさの象徴であった昔のイメージとは異なり、現在では肥満が引き起こす健康障害（肥満症）が広く知られるようになりました。

最近のお金持ちは、健康的な食生活や運動を心がけており、肥満者が少ないようです。反対に経済的に苦しい人は、カロリーが高く質の悪い食事（ファストフードなど）を摂るため、肥満者が多いと考えられています。

このような経済格差がもたらす健康格差は、わが国でも大きな社会問題になりつつあります。厚生労働省が公表した２０１８年の国民健康・栄養調査の結果からは、所得が低い人ほど喫煙率が高く、野菜を摂る量が少ないなど不健康な生活を送っていることがわかりました。

尿路結石は生活習慣病のひとつ
～生活習慣の改善による尿路結石の予防法～

近年、「尿路結石は生活習慣病のひとつ」と考えられるようになりました。尿路結石の患者は、肥満、高血圧、糖尿病、高脂血症、高尿酸血症といった生活習慣病を多く併せ持ち、メタボリックシンドロームとも関連しています。そこで、尿路結石をきっかけに生活習慣の改善に取り組めば、共通の原因を持つメタボリックシンドロームの改善にもつながる可能性があります。尿路結石にかかった

図表6　各国における肥満者（20歳以上）の割合（1980-2015年）

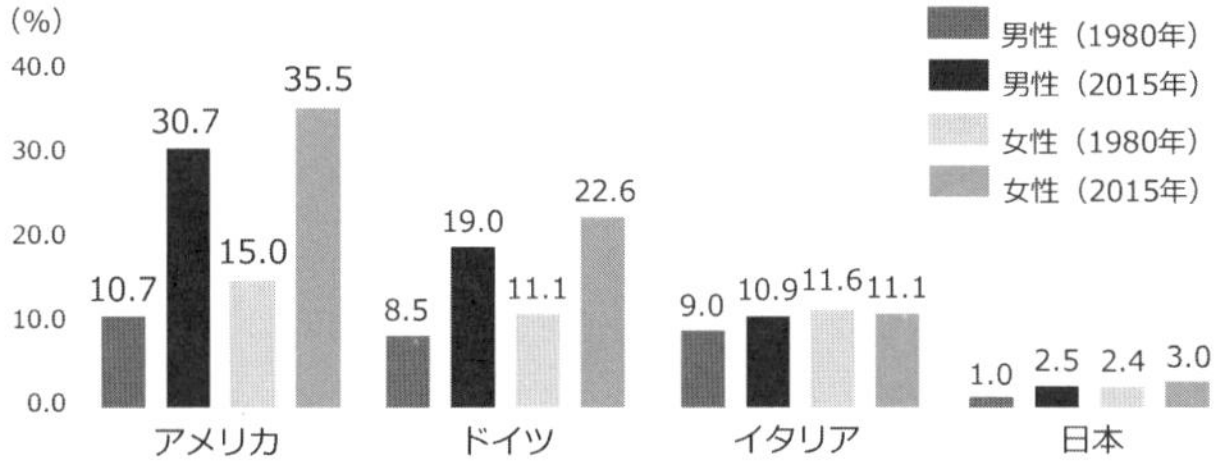

アメリカにおいて、この35年間に肥満者が急増していることがわかる（アメリカほど性差が縮小しない要因としては、日本ではアメリカほど肥満症が増加していない面があるかもしれない）

ら、「からだが鳴らしたアラート（警報）である」と受け止めて、ぜひ生活習慣の改善に努めましょう。

［正しく十分な水分摂取を］

尿路結石の患者は、健康な人よりも1日の尿量が少ないことが報告されています。水分を多く摂り、尿量が増えると、結石成分が尿中に溶けやすくなります。1日の尿量が2ℓ以上になるくらい、水分を摂ることが望ましいとされています。具体的には、食事以外に1日2ℓ以上の水分摂取が勧められます。特に夏の暑い時期や運動する際など汗をかくような状況では、脱水にならないよう、水分をしっかり摂ることが大切です。ただし、心臓病や腎臓病で水分制限が必要な方は、主治医の先生と相談してください。

飲み物の種類にも注意が必要です。清涼飲料水や炭酸飲料水には果糖が多く含まれており、尿中へのカルシウム、シュウ酸、尿酸排せつが増加するため、尿路結石の原因となります。カフェインを含むコーヒーや紅茶、アルコールには利尿作用があり、尿路結石の予防効果があるともいわれますが、コーヒーや紅茶にはシュウ酸が、アルコールにはプリン体が多く含まれています。多量に摂取してはいけません。一般的には、水や麦茶、ほうじ茶をお勧めします。

［食生活を改善しましょう］

好き嫌いをせず、バランスのとれた食事を摂ることが大切です。食生活の改善

図表7　食生活の改善ポイント

- 1日3食バランスの取れた食生活を心がける（朝食をしっかり食べる）
- 野菜をしっかり摂取する
- 「腹八分目」を心がけ、早食いをしない
- 塩分・肉類・脂肪は、控えめにする
- 夕食から就寝まで4時間程度空ける（夜9時頃までに夕食を済ませる）

ポイントを図表7にまとめました。

シュウ酸を摂り過ぎている場合には、摂取制限が必要になります。シュウ酸を多く含む食べ物と飲料を示します（図表8）。シュウ酸を多く含む食品には、栄養価の高い野菜類が含まれています。尿路結石を予防するために、これらの食品を厳密に制限する必要はありません。シュウ酸は水に溶けるので、茹でることにより吸収を減らすことができます。

また、カルシウムを一緒に摂取すると、腸管内でシュウ酸とカルシウムが結合し、便中に排せつされることより、尿中へのシュウ酸排せつを減らすことができます。シュウ酸を多く含む食品は、茹でておひたしにしたり、カルシウムを含む食品と一緒に食べることがお勧めです。ほうれん草やタケノコにはかつお節をかける、チョコレートならミルクチョコレートを選ぶ、コーヒーや紅茶、ココアにはミルクを入れるとよいでしょう。

以前は、カルシウムを多く摂ると尿路結石の原因になると考えられていましたが、カルシウムには前述のように尿中へのシュウ酸排せつ量を減少させる効果があります。そのため、適量のカルシウム（1日600〜800㎎）を摂ることが、尿路結石の予防に有用です。日本人のカルシウム摂取量は基準量を下回っており、厳しく制限する必要はありません。

なお、減塩食は、尿中へのカルシウム排せつ量を減らす効果があ

図表8　野菜、お茶類100gあたりのシュウ酸含有量（mg）

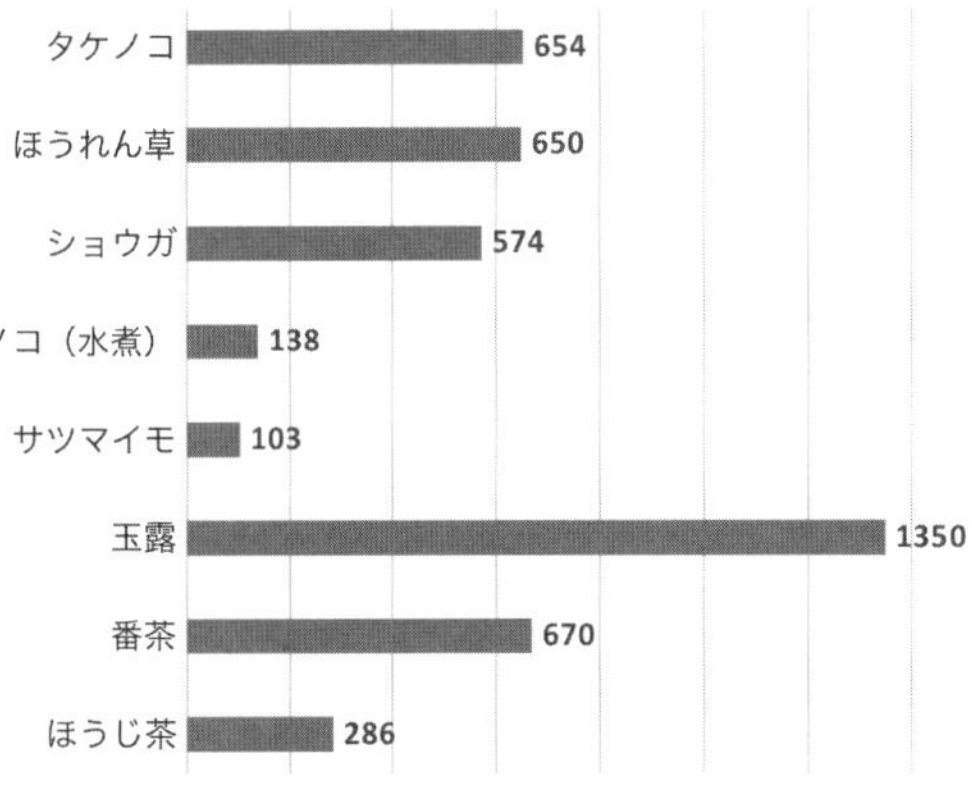

ります。塩分と動物性タンパク質を控えることにより、尿路結石が予防できると報告されています。

尿が酸性かアルカリ性かは、尿路結石の形成に影響を及ぼします。pH6・0以下の酸性尿になると、尿中のクエン酸が減少し、尿酸やシスチンが尿中に溶けにくくなってしまうため、尿酸結石・シスチン結石・カルシウム結石ができやすくなり、pH7・5を超えるアルカリ尿になると、今度は感染性結石ができやすくなります。そのため、尿pHは6・1~7・0にコントロールすることが推奨されています。

酸性尿は、肥満やメタボリックシンドロームとも関連があると報告されています。酸性尿の原因となる食生活として、動物性タンパク質、脂肪、糖分の摂り過ぎや、野菜不足が挙げられます。

プリン体は、肉、魚、穀物など食物全般に含まれる旨味成分のひとつですが、体内で代謝されると尿酸になります。100g中に200㎎以上のプリン体を含む食品は、食べ過ぎに用心してください（図表9）。摂り過ぎると尿酸値が上がり、高尿酸尿や

図表9　代表的な高プリン体食品
100g中のプリン体量（mg）

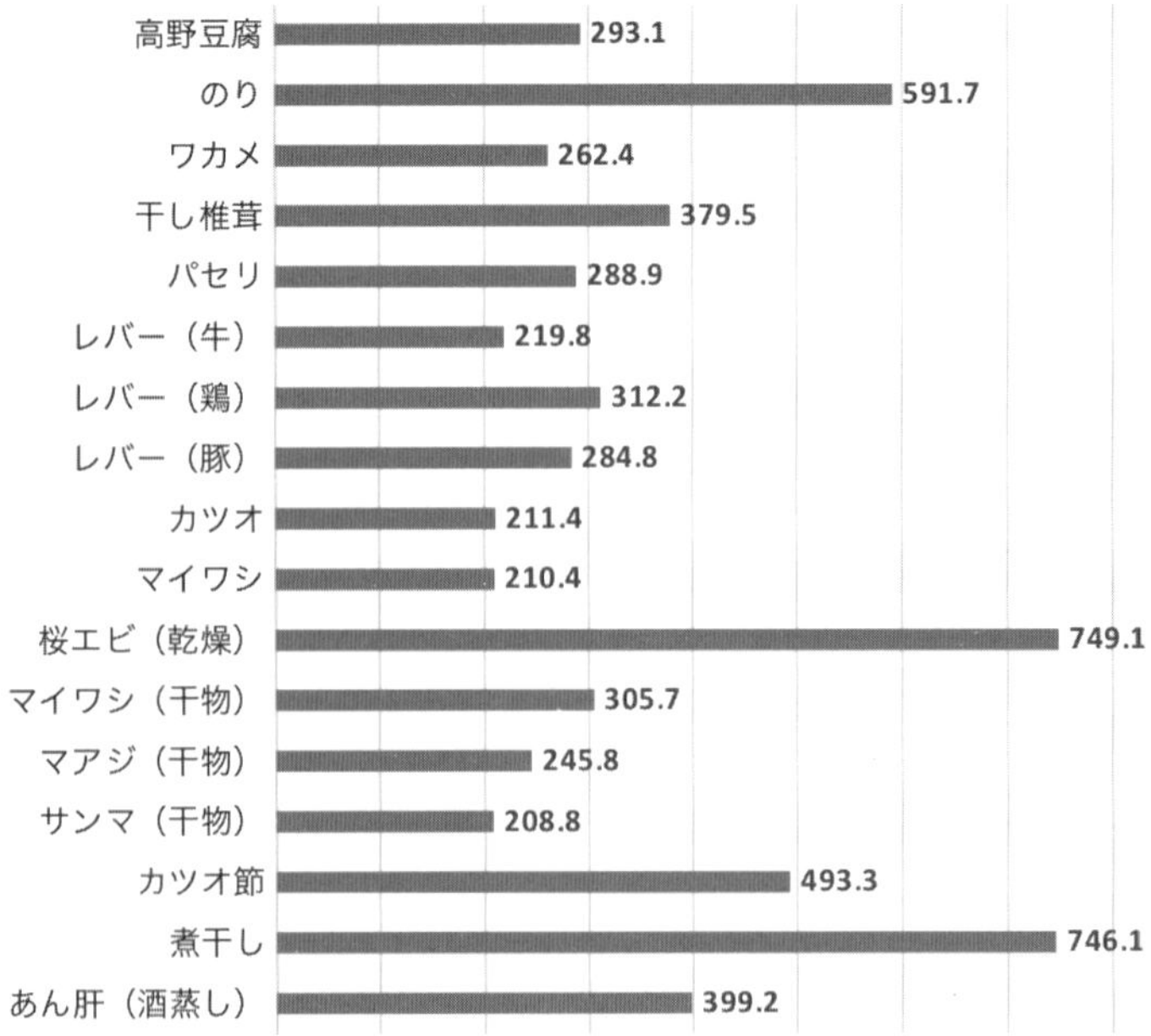

酸性尿をきたすことで、尿路結石の原因となります。プリン体の1日摂取量は、400㎎程度に制限することが望ましいとされています。アルコール（特にビール）にはプリン体が多く含まれるため、飲み過ぎてはいけません。ウイスキー、焼酎などはプリン体が少ないとされています。

［適度な運動を］

適度な運動は、肥満の解消にもつながり、尿路結石の予防に有効と考えられます。運動習慣がない方は、1回30分程度のウォーキングから始めてはいかがでしょうか。日常生活の中でも、エレベーターを使わずに階段を使う、近くに買い物に行く際には歩いて行くなど、工夫するとよいでしょう。

しかし、運動後には発汗による脱水から尿量が減ってしまうため、十分な水分補給をしないと尿路結石ができやすくなるので、注意が必要です。

［お薬による再発予防］

尿中のクエン酸が少ないと、尿路結石の原因になります。クエン酸製剤は、尿中へのクエン酸を増加させて、結晶の成長、結石化を抑制する効果があります。また、クエン酸製剤には尿のアルカリ化作用があり、pH6・0以下の酸性尿に対しても用いられます。

食生活を改善してもよくならない高尿酸血症には、尿酸値を下げるお薬が用いられます。このほか、腎臓でのカルシウム再吸収を促進し、尿中へのカルシウム排せつ量を減少させる作用をもつ利尿薬は、カルシウム結石の再発予防に有用とされています。

疫学研究にぜひご協力を

疫学研究から明らかになった尿路結石の最新トピックスと予防対策について解説しました。尿路結石の再発予防では、水分摂取が一番大事です。食生活や運動習慣を見直すことは、メタボリックシンドロームの改善にもつながります。まずは、無理なくできることから始めましょう。

疫学研究は病気の原因を解明し、予防法を見つけるために必要不可欠です。大学病院などで疫学研究への参加を呼びかける案内をご覧になりましたら、ご協力のほどよろしくお願いします。

コラム
Column 3

知りたい気持ち、学びたい気持ち

大学事務局　金 多美

医学部の事務室には、時々「確か、新聞で見たんですけど…」と問い合わせの電話がかかってくることがあります。その半分は市民向けの生涯学習講座などについて、もう半分はご自身やご家族の病気の治療に関するものです。電話の向こうの声から、痛みや苦しみから解放される高揚感が伝わるときもあれば、不安や心細さで震える様子が伝わるときもあります。

それらの声は、日々事務的に扱っている、細かい文字の並んだ研究計画書に現実味を与え、一気に３次元、４次元へと浮かび上がらせます。教員の活動や私たちの働きが、困難の中にいる人々に直結しているのだと、ハッと気づかされる瞬間です。責任感と緊張感と誇りを同時に感じます。

電話をかけてきた方が、いつの新聞の、どの記事をご覧になったのかは曖昧なことが多く、情報は病名といくつかのキーワードのみ、そもそも名市大の記事だったのかも怪しい。そんなときは、ヒントを頼りにインターネットでカチャカチャと検索開始です（簡単に、うちの大学ではありませんとは言えませんしね）。結局対応できず、お力になれなかったときは、数日間、凹みます。相手の方はもっとでしょう。本来は、病院窓口やかかりつけ医師が対応すべき内容なので、大学の事務室で受けた電話を主治医でない教員に回していいものか迷いますが、時には対応可能かわからないまま、恐る恐る電話を繋ぐこともあります。『大丈夫、聞いてみようか、回して』と快く弾んだ返事が返ってくると、教員の、私が知っている研究者ではなく、医師としての姿が浮かびます。電話をかけてきた方がきっとそうであるように、私も心強く感じ、希望が溢れます。

私たちの職場である大学は、学生への教育や高度な探求の場だけでなく、市民へ「適切な知」を提供する役割も期待されています。研究成果や専門的な知見から、安心して暮らしていける技術やヒント、また正確な情報を発信し続ける、社会の重要な機能を担っています。

この名市大ブックスの出版も、こうした活動を補完するひとつの取り組みといえるでしょう。皆さんの知りたい気持ち、学びたい気持ちにヒットし、ひとつでも多くの情報が届きますように。

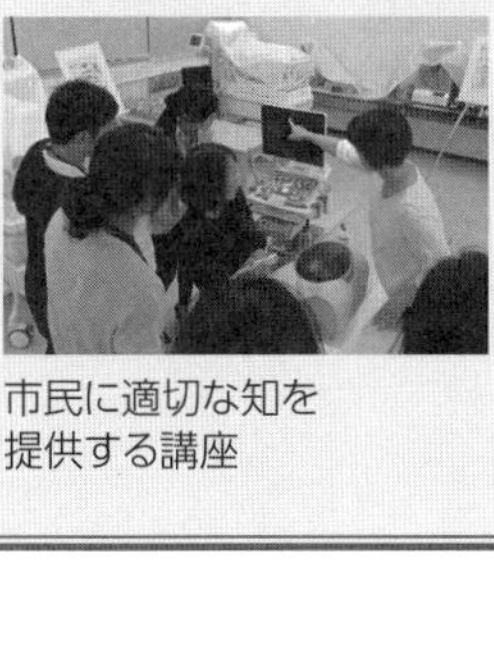
市民に適切な知を提供する講座

執筆者プロフィール

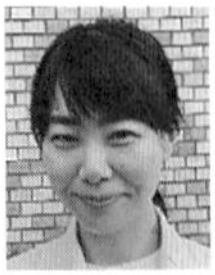

酒井 美枝　さかい みえ

14年同志社大大学院心理学研究科博士後期課程修了。14年同志社大心理臨床センター相談員などを経て、17年より名古屋市立大医学部臨床心理士。いたみセンターにおける多職種チームの一員として勤務。専門は、臨床心理学、慢性痛。感情心理学研究優秀論文賞を受賞。

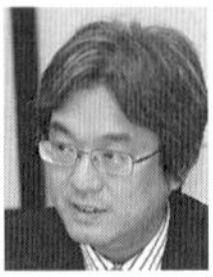

明智 龍男　あけち たつお

91年広島大医学部卒業。95年国立がんセンター、04年名古屋市立大医学部助教授を経て、11年より同大教授。専門は、サイコオンコロジー（精神腫瘍学）、コンサルテーションリエゾン精神医学、緩和医学。著作に『がんとこころのケア』など。

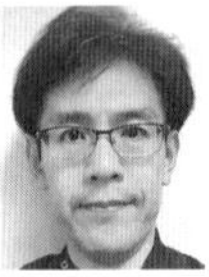

稲田 充　いなだ あつし

94年名古屋市立大医学部卒業。15年より名古屋市立西部医療センター整形外科部長・脊椎センター長・副院長。17年より名古屋市立大医学部教授。専門は、脊椎外科。第8回名古屋市立大学同窓会瑞友会臨床部門瑞友会賞、20-21BestDoctors賞を受賞。

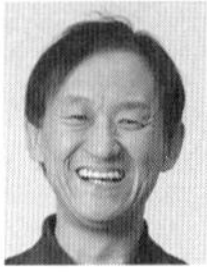

姜 琪鎬　かん きほ

90年名古屋市立大医学部卒業。00年米国エモリー大経営学修士課程修了。07年（株）ケアネット取締役を経て、12年よりみどり訪問クリニック院長。専門は、泌尿器科学、在宅医療。

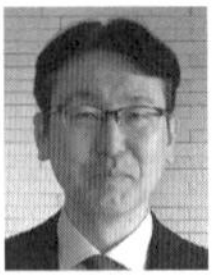

土屋 公威　つちや きみたけ

06年東京医科歯科大大学院医歯学総合研究科修了。07年カナダ・マギル大学研究員、12年東京医科歯科大医学部講師を経て、17年より輝山会記念病院副院長。専門は、呼吸器内科。著作に『EBMを活かす呼吸器診療』など。

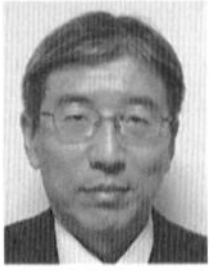

長谷川 忠男　はせがわ ただお

91年名古屋大大学院医学系研究科博士課程修了。99年名古屋大医学部助教授を経て、05年より名古屋市立大医学部教授。専門は、細菌学、感染症学、分子生物学。

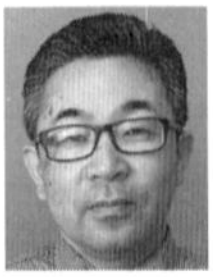

加藤 洋一　かとう よういち

97年名古屋市立大大学院医学研究科博士課程修了。10年米国フロリダ州立大医学部准教授を経て、18年より名古屋市立大医学部教授。専門は、発生生物学、細胞生物学、生化学。

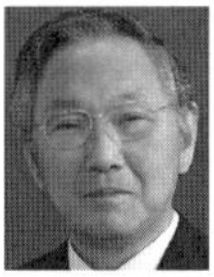

小鹿 幸生　おじか こうせい

71年名古屋市立大医学部卒業。01年名古屋市立大医学部教授、06年同大副学長・医療担当理事兼務を経て、12年より日本内科学会名誉会員・大同病院研修センター・総合内科顧問。専門は、神経内科・神経科学、内科一般。著書に『老年痴呆の鑑別診断と治療』、『アルツハイマー病』、『遺伝子治療』など。

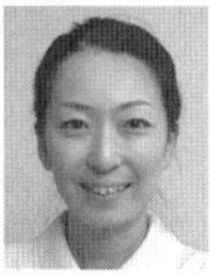

森田 麗　もりた れい

97年名古屋市立中央看護専門学校卒業。名古屋市立厚生院附属病院を経て、04年より東部医療センター看護部看護師。専門は、認知症看護。認知症ケア専門士、認知症看護認定看護師。

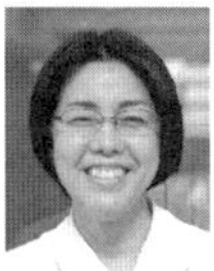

中尾 敦子　なかお あつこ

95年名古屋市立大看護短期大学部卒業。名古屋市立大病院看護部を経て、16年より同病院看護師長。褥瘡専従管理者として勤務。皮膚・排せつケア認定看護師。

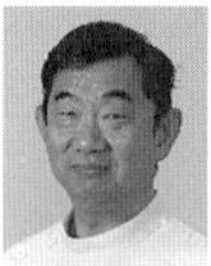

長江 浩幸　ながえ ひろゆき

84年名古屋大医学部卒業。85年南生協病院内科医員を経て、12年より南生協病院院長。専門は、消化器内科、肝臓内科、緩和ケア。

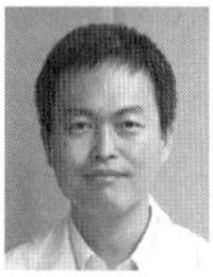

小川 浩平　おがわ こうへい

98年名古屋市立大医学部卒業。99年知多厚生病院、04年刈谷豊田総合病院、07年旭ろうさい病院糖尿病・内分泌内科副部長を経て、10年より主任部長。専門は、糖尿病・内分泌内科。

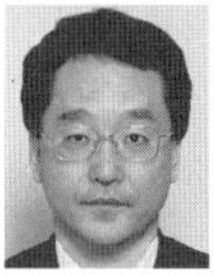

野尻 俊輔　のじり しゅんすけ

04年名古屋市立大大学院医学研究科修了。名古屋市立大病院肝・膵臓内科部長を経て、19年より同大医学部教授。20年より漢方医学センター長兼務。専門は、肝臓病学、脂肪肝、肝臓がん、漢方医学、中医学。11年アメリカ肝臓病学会優秀ポスター賞を受賞。

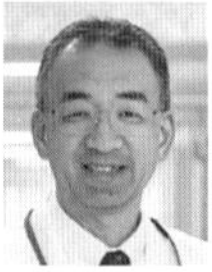

寺西 太　てらにし ふとし

90年名古屋市立大医学部卒業。名古屋市立緑市民病院中央手術室部長、13年豊川市民病院消化器外科を経て、17年より同主任部長。専門は、消化器外科一般。

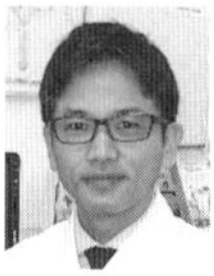

安藤 亮介　あんどう りょうすけ

09年名古屋市立大大学院医学研究科博士課程修了。17年名古屋市立大医学部講師を経て、19年より同大教授・いなべ総合病院泌尿器科診療部長。専門は、泌尿器科悪性腫瘍、尿路結石、予防医学。第70回日本泌尿器科学会坂口賞を受賞。

名古屋市立大学

NAGOYA CITY UNIVERSITY

公式HP ▶

1884年に開校した名古屋薬学校と1943年に開校した名古屋市立女子高等医学専門学校を源流とし、1950年に名古屋女子医科大学と名古屋薬科大学を統合して、医学部(旧制)と薬学部(新制)の2学部からなる公立大学として設立されました。

その後、地域社会の要請に応えて学術的貢献領域を拡充しつつ、経済学部、人文社会学部、芸術工学部、看護学部と、2018年春に開設された総合生命理学部の7学部7研究科を有する都市型総合大学に発展しています。地域に開かれ広く市民と連携・協働し、学部の壁を越え教職員が一体となって、優れた人材の育成、先端的研究の世界への発信、市民の健康福祉などの社会貢献に寄与しています。「知と創造の拠点」となるべく、それぞれの分野で、知性と教養に溢れ、創造力に富んだ次世代を担う有為な人材を輩出し続けています。

■学部学生…3,877名(男:1,755名、女:2,122名)　■大学院生…732名
■専任教員…525名(教授150名、准教授117名、講師103名、助教151名、助手4名)　※2020年度

桜山(川澄)キャンパス

【医学部･看護学部】
〒467-8601 名古屋市瑞穂区瑞穂町字川澄1

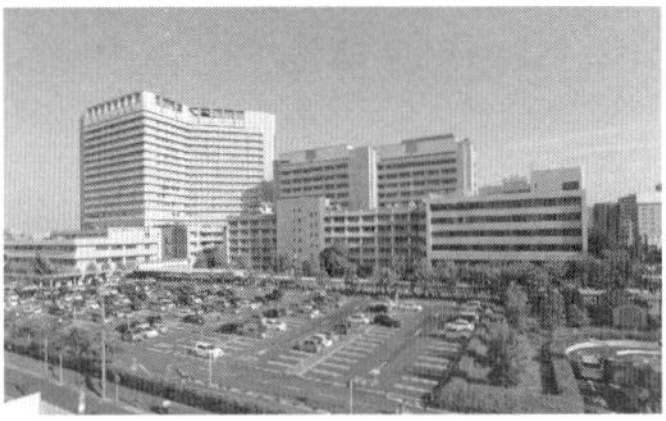

滝子(山の畑)キャンパス

【経済学部･人文社会学部･総合生命理学部】
〒467-8501 名古屋市瑞穂区瑞穂町字山の畑1

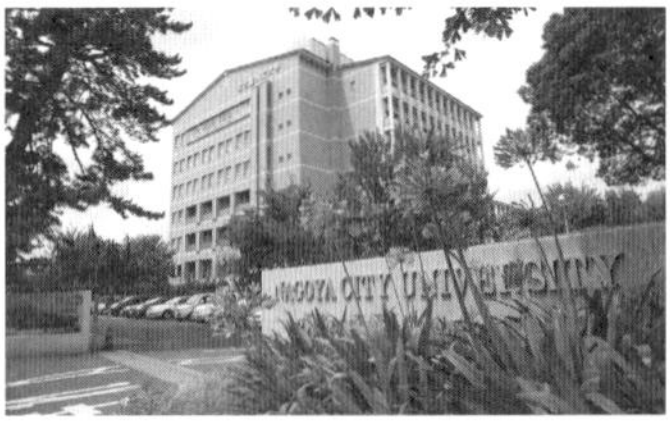

田辺通キャンパス

【薬学部】
〒467-8603 名古屋市瑞穂区田辺通3-1

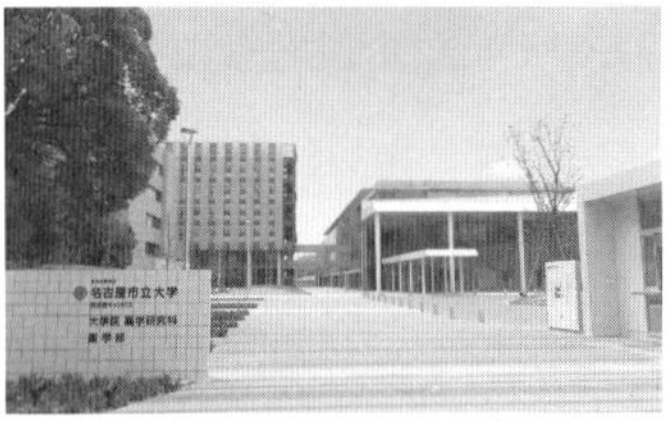

北千種キャンパス

【芸術工学部】
〒464-0083 名古屋市千種区北千種2-1-10

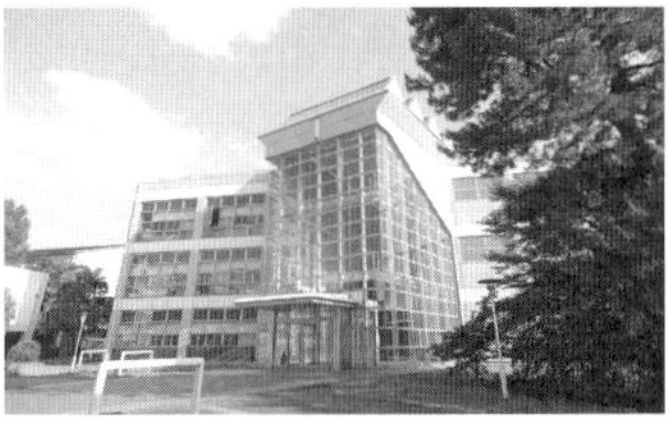

名古屋市立大学病院

NAGOYA CITY UNIVERSITY HOSPITAL

公式HP ▶

1931年に名古屋市民病院として、内科・外科・小児科・産科婦人科・眼科・耳鼻いんこう科・皮膚泌尿器科・理学診療科・歯科の９診療科で診療を開始して以来、名古屋女子医科大学附属医院などを経て、名古屋市立大学病院と改称。1966年に名古屋市瑞穂区瑞穂通から現在の場所に移転しました。

現在は35の診療科があり、2004年にできた17階建ての病棟・中央診療棟は臓器別、機能別のフロア構成となっていて、内科・外科・産科・小児科などの医師が共同でチーム医療を実践しています。2012年には東棟として喜谷記念がん治療センターもオープンし、地域がん診療連携拠点病院、がんゲノム医療連携病院、肝疾患診療連携拠点病院、総合周産期母子医療センターなどさまざまな施設認定を受けています。

大学病院として医学・医療の発展への貢献を目指すことはもちろん、地域の医療機関（病院）と連携し、地域医療連携を推進しています。

■病床数…800床（一般772床　精神28床）　■手術件数…10,104件/年
■外来患者数…465,124人/年　■入院患者数…247,787人/年
※2019年度

●診療科一覧

▶内科
▶消化器内科
▶肝臓内科
▶膵臓内科
▶呼吸器・アレルギー疾患内科
▶リウマチ科
▶循環器内科
▶内分泌・糖尿病内科
▶血液・腫瘍内科
▶脳神経内科
▶腎臓内科
▶外科
▶消化器外科
▶呼吸器外科
▶心臓血管外科
▶小児外科
▶乳腺外科
▶形成外科
▶整形外科
▶産婦人科
▶小児科
▶眼科
▶耳鼻いんこう科
▶皮膚科
▶泌尿器科
▶小児泌尿器科
▶精神科
▶放射線科
▶麻酔科
▶脳神経外科
▶歯科口腔外科
▶救急科
▶リハビリテーション科
▶病理診断科
▶臨床検査科

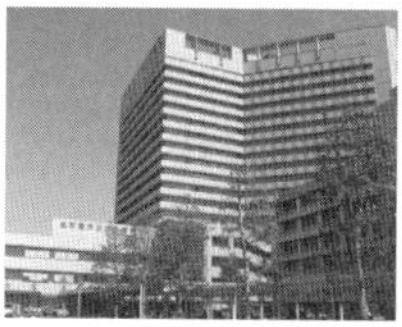

〒467-8602
名古屋市瑞穂区
瑞穂町字川澄1

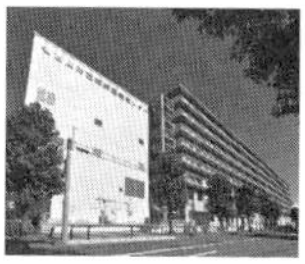

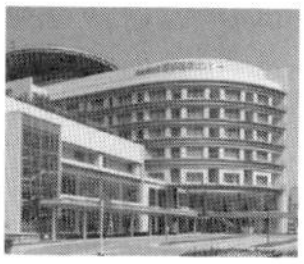

2021年4月より、名古屋市立東部医療センター・西部医療センターが大学病院化しました。3病院で約1,800床の病床を擁する国公立大学病院で全国最大の大学病院群として、より的確かつ最高水準の医療を継続的に提供していきます。

名市大ブックス⑥

支えあう人生のための医療

介護・認知症や痛みとともに生きる

2021年4月26日　初版第1刷　発行

編　著　名古屋市立大学
発行者　勝見啓吾
発行所　中日新聞社
〒460-8511 名古屋市中区三の丸一丁目6番1号
電話 052-201-8811(大代表)
052-221-1714(出版部直通)
郵便振替 00890-0-10
ホームページ https://www.chunichi.co.jp/corporate/nbook/
印　刷　長苗印刷株式会社
デザイン　全並大輝
イラスト　mikiko

ISBN978-4-8062-0777-1 C0047